Ginpreet Kaur
Parnika Dicholkar Hiral Mistry
Sukhwinder Bhullar

Medicamentos e estratégias de tratamento que potenciam a fratura óssea

Ginpreet Kaur
Parnika Dicholkar Hiral Mistry
Sukhwinder Bhullar

Medicamentos e estratégias de tratamento que potenciam a fratura óssea

Futuro da consolidação óssea

ScienciaScripts

Imprint

Cover image: www.ingimage.com

This book is a translation from the original published under ISBN 978-3-659-85280-0.

Publisher:
Sciencia Scripts
is a trademark of
Dodo Books Indian Ocean Ltd. and OmniScriptum S.R.L publishing group

120 High Road, East Finchley, London, N2 9ED, United Kingdom
Str. Armeneasca 28/1, office 1, Chisinau MD-2012, Republic of Moldova, Europe
Managing Directors: Ieva Konstantinova, Victoria Ursu
info@omniscriptum.com

Printed at: see last page
ISBN: 978-620-8-36923-1

Conteúdo

Prefácio

O principal objetivo da redação destes capítulos é fornecer informações sobre os ossos, as fracturas ósseas e os estudos realizados para o tratamento das fracturas ósseas, utilizando os princípios básicos das ciências médicas e de outras ciências da saúde. É, de facto, um grande prazer apresentar este livro onde se podem conhecer todos os aspectos dos cuidados de saúde dos ossos, incluindo medicamentos sintéticos fabricados comercialmente, bem como medicamentos tradicionais, fórmulas à base de plantas, etc.

O segundo grande objetivo em curso é refletir os avanços e desenvolvimentos mais significativos que ocorrem no domínio da engenharia biomédica, como a nanomedicina para o tratamento de fracturas ósseas e a utilização de suportes auxéticos para o tratamento de fracturas ósseas, proporcionando também uma base e a porta de entrada para uma carreira gratificante em profissões relacionadas com a saúde.

Acreditamos que todas as informações antigas que foram transmitidas de geração em geração sob a forma escrita e as inovações científicas recentes foram incorporadas numa matéria adequada e lúcida e serão bem aceites pelo leitor.

Agradecimentos

Mera mujh meh kich nahi Jo kich hai so tera. Tera tujhko saupate kiya lage mera.

Nada é meu dentro de mim. Tudo o que existe é Teu, Senhor. Se eu te entregar o que já é teu, o que é que isso me custa? *Aprisionei-me a mim próprio, shivoham, shivoham, shivoham. Vou agora quebrar estas paredes, shivoham, shivoham, shivoham",* disse-me o meu Mestre transcendental.

Em primeiro lugar e acima de tudo, curvo-me perante o **Deus** Todo-Poderoso, por ter derramado as suas bênçãos sobre mim e por nos ter dado força para a realização deste trabalho. Gostaria de agradecer ao meu professor e aos meus pais pelo seu grande incentivo e apoio, sem os quais este trabalho não teria sido possível.

A fratura óssea é uma das principais doenças do mundo. As ligações, as extensões e os significados implícitos em cada tópico facilitam a compreensão do leitor. A nossa perceção da cicatrização óssea surgiu devido ao conhecimento obtido através de uma interação constante entre investigações laboratoriais básicas e observações clínicas após procedimentos para aumentar a cicatrização de fracturas, defeitos ósseos e articulações instáveis.

Medicamentos e estratégia de tratamento que potenciam a fratura óssea

Ginpreet Kaur[1] , ParnikaDicholkar[1] , Hiral Mistry[1] e Sukhwinder Bhullar[2, 3] [1] Escola de Farmácia e Gestão Tecnológica da SPP, Instituto de Estudos de Gestão Narsee Monjee da SVKM (NMIMS), Vile Parle (W), Mumbai-400056, Maharashtra, Índia.

[2]Departamento de Engenharia Mecânica, Universidade Técnica de Bursa, Bursa, Turquia[3] Departamento de Engenharia Mecânica, Universidade de Victoria, Victoria, BC, Canadá

Endereço de correio eletrónico:

ginpreet.aneja@gmail.com; sbhullar@uvic.ca;parnikadicholkar@gmail.com ;

mi sthiral @ gmail .com

RESUMO:

A consolidação de fracturas ósseas é um processo excecionalmente notável, uma vez que, ao contrário da consolidação de tecidos moles, que conduz à formação de cicatrizes, o resultado final da consolidação normal é a regeneração da anatomia do osso e o regresso completo à função. É mencionada a compreensão básica dos tecidos ósseos para o seu mecanismo de remodelação e reparação para a homeostasia, desenvolvimento e crescimento ósseo em condições normais e patológicas. Para tornar o processo de cura do osso muito mais rápido, foram investigados e estudados diversos tratamentos. Os vários tratamentos incluem técnicas cirúrgicas invasivas, como a fixação interna e externa e o enxerto ósseo; técnicas não invasivas, como os tratamentos ayurvédicos e os tratamentos alopáticos, incluindo uma gama de medicamentos. Os tratamentos mais recentes para as fracturas, como a nanotecnologia, os implantes biomiméticos e não biomiméticos e outras opções de estimulação do crescimento ósseo, são abordados neste livro. A utilização de biomateriais, como os suportes auxéticos, é uma mais-valia para a gestão das fracturas. Com o aumento do progresso do intelecto humano e das diferentes tecnologias, o processo de melhoria e evolução da imobilização óssea está a progredir para um nível mais elevado. A ciência básica e as provas clínicas apoiam o resultado desejado da estimulação do crescimento ósseo e da consolidação de fracturas em modelos animais na situação clínica adequada.

PALAVRAS-CHAVE: Tipos de fracturas, Cicatrização óssea, Avaliação de fracturas, Tratamento, Suportes auxiliares, Implantes biomiméticos, Nanotecnologia, Modelos animais

Capítulo 1
Capítulo 1

Introdução

As fracturas estão a tornar-se, de dia para dia, o maior problema associado às doenças ósseas, que são dispendiosas e se tornam um problema crónico para os seres humanos e para a sociedade [1-2]. Afecta todos os sexos e raças em diferentes graus. Sendo a osteoporose a principal causa em todo o mundo, há mais de 8,9 milhões de fracturas que ocorrem devido à esteoporose [3]. Esta doença é observada em mais de 200 milhões de mulheres em todo o mundo, especialmente em mulheres idosas (acima dos 60 anos) e em mulheres pós-menopáusicas [4]. Um estudo conclui que os doentes com mais de 65 anos têm quase 75% de fracturas da anca, da coluna vertebral e do punho [5]. Há relatos de que os homens idosos correm um risco moderado [6]. Todos os anos, estima-se que 1,5 milhões de pessoas sofrem fracturas devido a doenças ósseas [1].

51% destas fracturas foram registadas na Europa e na América, enquanto outros % foram registados na região do Pacífico Ocidental e do Sudeste Asiático [3]. Em 2020, presume-se que um em cada dois americanos com mais de 50 anos estará em risco de desenvolver fracturas em qualquer local devido a esta doença óssea [7]. A osteoporose e a taxa de fratura da anca são mais baixas nas mulheres negras do que nas mulheres brancas nos EUA; a osteoporose nas mulheres hispânicas da Califórnia e nas mulheres asiáticas é semelhante à das mulheres brancas [8].

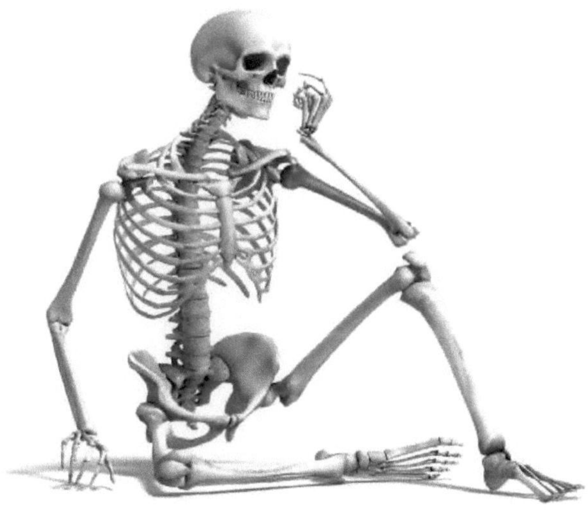

Fig. 1: Osso. (Adaptado de www.interactive-biology.com)

Existem muito poucos dados disponíveis sobre fracturas causadas por outras doenças do esqueleto, mas estima-se que um milhão de indivíduos nos EUA tenha fracturas causadas por doenças de Paget e cerca de 20 000 a 50 000 americanos por osteogénese imperfeita. As fracturas que ocorrem devido a hiperparatiroidismo, rickets e osteomalácia são muito menos comuns, mas, se um indivíduo sofrer dessas doenças, podem ter efeitos adversos na força e na estrutura ósseas [9-11]

De acordo com o novo relatório internacional, The Asian Audit, da International Osteoporosis Foundation, nos últimos 30 anos, as fracturas triplicaram na Ásia, com a China a liderar a lista e a Índia em segundo lugar, com 4,4 lakh de pessoas com fracturas da anca [12].

Assim, é necessário compreender o osso e a sua fratura, bem como as doenças relacionadas e as várias formas de as tratar.

Osso

Os ossos são os tecidos biológicos dinâmicos que constituem a estrutura do corpo. Os tecidos presentes nos ossos, como o tecido ósseo, o tecido cartilagíneo, o tecido conjuntivo denso, o tecido epitelial, os tecidos adiposos e os tecidos nervosos, estão continuamente a crescer, a remodelar-se e a reparar-se, contribuindo para a homeostase do corpo ao fornecerem apoio, proteção, produção de células sanguíneas e armazenamento de minerais e triglicéridos.

A estrutura macroscópica do osso (longo) contém a diáfise, ou seja, a haste, as epífises, ou seja, as extremidades proximal e distal, as metáfises, ou seja, a região entre as epífises e as diáfises, a cartilagem articulada, constituída por cartilagem hialina, uma cobertura fina nas epífises, o periósteo, a cavidade medular e o endósteo.

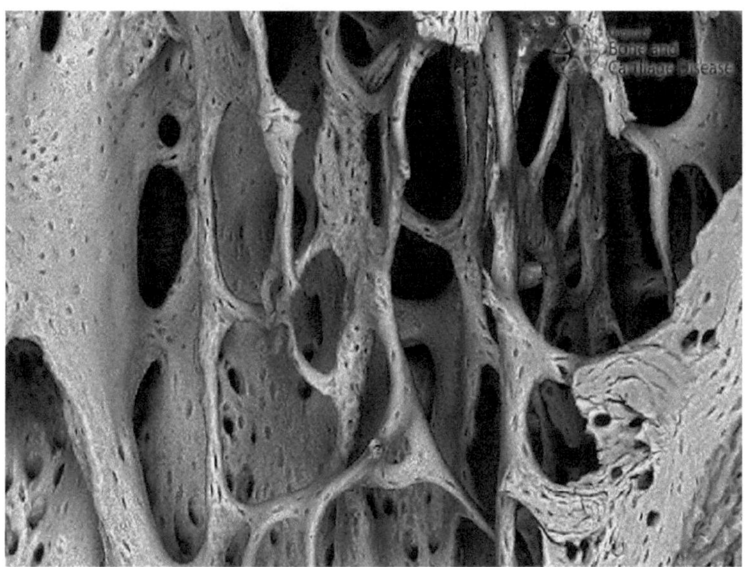

Fig. 2: MEV de osso trabecular de rato. (Adaptado de www.boneandcartilage.com)

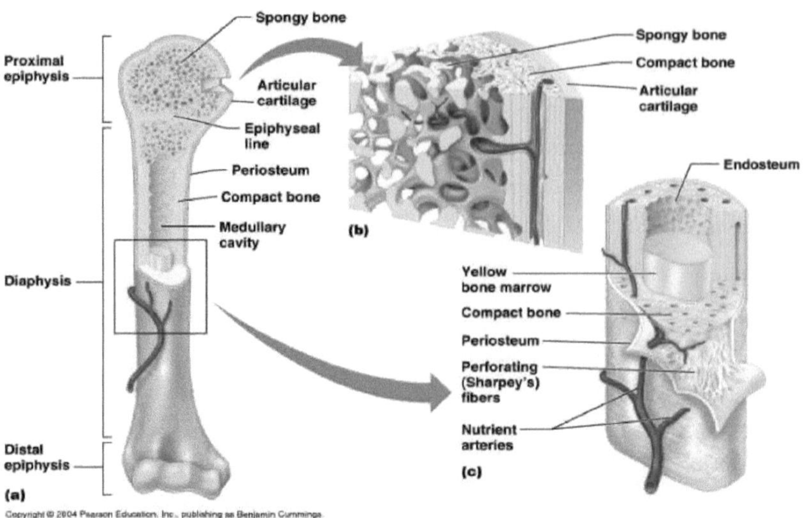

Fig. 3: Estrutura macroscópica dos ossos longos. (Adaptado de Pearson Education.inc http://www.apsubiology.org/anatomy/2010/2010_Exam_Reviews/Exam_2_Review/Ch_6_Bone_Regions.ht m)

Microscopicamente, o osso é constituído por uma matriz extracelular que contém 25% de água, 25% de fibras de colagénio e 50% de sais minerais cristalizados, como o fosfato de cálcio, etc., onde os sais minerais se depositam na estrutura através das fibras de colagénio, endurecendo o tecido ou ocorrendo calcificação, e onde estão presentes células como as células osteogénicas, osteoblastos, osteoclastos e osteócitos. Nos tecidos ósseos compactos, estão presentes estruturas do tipo canais perfurantes ou de Volkmann, sistema haversiano ou osteão, canalículos, lamelas concêntricas e lacunas, enquanto no tecido ósseo esponjoso estão presentes trabéculas, canalículos com a função principal de suportar e proteger a medula óssea vermelha. Estes ossos alongados sofrem fracturas devido a algumas razões [12].

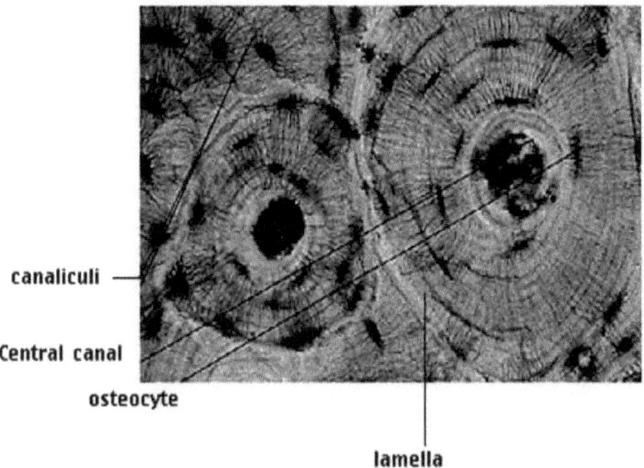

Fig. 4: Secção de lâmina microscópica de osso compacto. (Adaptado de

http://faculty.harford.edu/faculty/wrappazzo/a_oldsite/tissue%20lab/tissueconbonehigh.html)

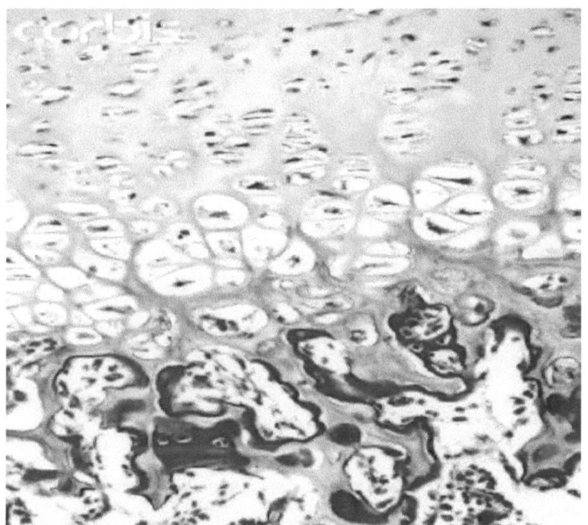

Fig.5: Imagem T.S. de vértebras com ossificação endocondral. (Adaptado dehttp://www.corbisimages.com/stock- photo/rights-managed/42-18705416/vertebrae-with-endochondral-ossification?popup=1)

Fratura óssea

Uma fratura é um estado de saúde clínico em que a durabilidade do osso é quebrada ou a regeneração dos defeitos ósseos pode ser causada por vários factores. Uma fratura óssea ocorre devido a uma força elevada de impacto ou stress.

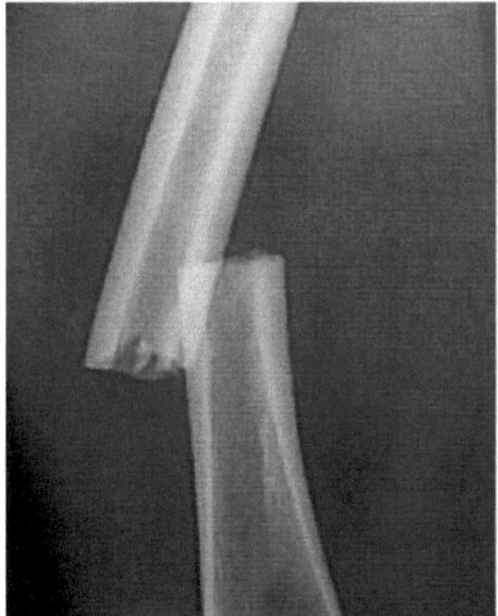

Fig. 6: Fratura óssea. (Adaptado de www.orthopedicspecialistsofseattle.com)

Uma fratura que ocorre devido a algumas condições médicas (vários factores) que enfraquecem os ossos [13], são as seguintes

1. Osteoporose: que são níveis elevados de porosidade do esqueleto devido à redução da massa óssea devido à perda de cálcio. Isto leva ao enfraquecimento do osso vivo que já foi formado e está a ser remodelado [14];

2. Osteomalácia: ocorre na altura da formação óssea. Não é como a osteoporose, mas é devida à deficiência de vitamina D [15];

3. Osteoartrite: é uma doença degenerativa das articulações, também conhecida por osteoartrose, causada pelo envelhecimento, por factores hereditários, por tensões mecânicas nas articulações, por processos inflamatórios de baixo grau e pela perda de cartilagens [16];

4. Síndrome do bebé sacudido: Esta condição requer uma emergência médica, uma vez que é causada por um bebé abanado de forma violenta e forçada, traumatismo craniano abusivo, síndrome do impacto abanado ou traumatismo craniano infligido [17];

5. Doença de Gaucher: doença genética em que o organismo não armazena os lípidos de forma adequada, causada pela falta da enzima glicocerebrosidase, responsável pela decomposição dos lípidos. Quando há deficiência desta enzima, os gluco-cerebrosídeos acumulam-se nos leucócitos, na

medula óssea, no baço, etc., provocando lesões ósseas [18];

6. Doença de Paget do osso: O processo normal de decomposição e reconstrução do osso é dificultado pela formação de um processo de crescimento anormal do osso [19];

7. Alguns cancros (benignos e malignos): Por exemplo, sarcoma de Ewing - tumor cancerígeno primário em qualquer parte do osso (tecidos moles) devido a uma mutação genética nos cromossomas 11 e 22 [20], Osteossarcoma - cancro (neoplasia) que desenvolve um surto de crescimento que leva à malignidade das células osteoblásticas [21], Mieloma Múltiplo - tipo de cancro que afecta as células plasmáticas B (leucócitos), produzindo anticorpos que se acumulam nos ossos [22];

8. Osteogénese imperfeita: é uma doença dos ossos frágeis, uma doença autossómica dominante causada por uma síntese defeituosa do colagénio tipo 1, um dos principais componentes da matriz extracelular. Envolve a mutação do gene α_i ou de uma cadeia$_2$ do colagénio tipo 1 [23-24];

9. Outras razões incluem: efeitos pós-menopausa; lesões desportivas; acidentes, álcool, tabaco, etc.

10. Todas estas condições, individual ou coletivamente, podem levar a um ou outro tipo de fracturas [11].

Tipos de fratura

Todas as fracturas podem ser divididas em

Fracturas fechadas (simples): - São as fracturas que estão em contacto com a pele.

Fracturas abertas (compostas): -Incluem lesões afectadas que estão ligadas à fratura, ou onde o hematoma da fratura está exposto, podendo assim expor o osso à contaminação. As lesões abertas implicam um maior risco de infeção [12].

Outro estudo no tratamento de fracturas inclui a deslocação ou o espaço da fratura e as angulações. Se as angulações ou a deslocação forem grandes, pode ser necessária a manipulação do osso e, nos adultos, é mais frequente a necessidade de cuidados cirúrgicos. Estas lesões podem demorar mais tempo a sarar do que as lesões sem deslocação ou angulações [25].

Tipos gerais

1. Fratura por avulsão - Ocorre quando um músculo ou ligamento puxa ou separa ou destaca à força o osso, fracturando-o da estrutura óssea principal [26].

2. Fratura cominutiva - É quando o osso é reduzido em vários pedaços ou partículas [27].

3. Fratura por compressão (esmagamento) - Quando frequentemente o osso esponjoso da coluna vertebral, por exemplo, a parte da frente de uma vértebra da coluna vertebral, pode colapsar devido à osteoporose.

4. Luxação da fratura - É um deslocamento da articulação que leva à fratura da mesma.

5. Fratura em "vara verde" - Nesta situação, pode ocorrer a flexão do osso, uma vez que este fratura parcialmente de um lado e não completamente. Afecta principalmente as crianças, cujos ossos são mais macios e mais elásticos.

6. Fratura fina - Uma fratura parcial do osso é mais difícil de detetar, sendo normalmente observada uma fratura do tamanho de um fio de cabelo.

7. Fratura por impacto - Uma fratura em que as extremidades se encontram uma na outra e, por vezes, também é conhecida como fratura por encurvadura.

8. Fratura longitudinal ou linear - A fratura ocorre ao longo das distâncias entre as extremidades do osso, semelhante à Fratura transversal - uma fratura que se parte em ângulo reto em relação à base alongada do osso (centro).

9. Fratura oblíqua - Uma fratura oblíqua em relação ao eixo longo.

10. fratura em espiral - Um ou mais fragmentos de osso que são fracturados de tal forma que o osso

pode ficar torcido.

11. fratura de stress - Ocorre frequentemente em atletas, quando um osso se parte devido a pressões ou tensões repetidas.

12. fratura em toro (fivela) - ocorre principalmente em crianças devido à falta de nutrientes ou por outras razões, causando apenas a deformação do osso e não a rutura, que é dolorosa mas estável.

13.Fratura do escafoide tipo B2 de Herbert - fratura do osso escafoide, também conhecido como navicular do carpo, o tipo mais comum de fratura óssea [12].

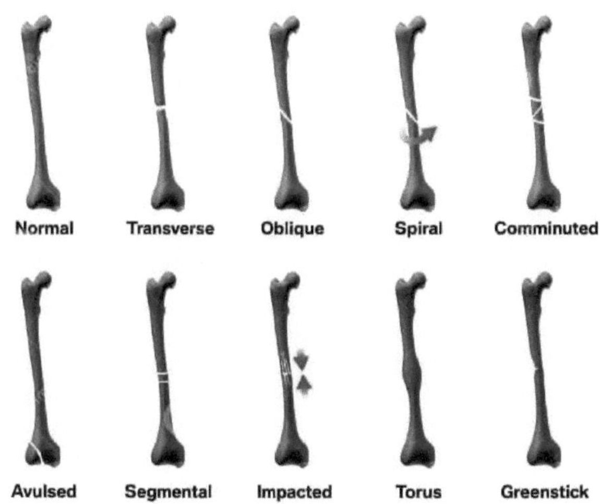

Fig. 7: Tipos de fracturas. (Adaptado de www.dreamstime.com)

Classificação por causas

1. Fratura traumática - Fracturas causadas por tropeções, acidentes, conflitos, etc.

2. Fratura patológica - Quando uma doença ou um estado que já enfraqueceu o osso, resultando numa fratura. Por exemplo, uma fratura do osso, enfraquecida por metástases, como a osteoporose é a causa mais geral [12].

3. Fratura periprotética - Fratura ocorrida numa enervação involuntária na extremidade de um implante.

De acordo com as localizações anatómicas

1. Fratura do crânio: - por exemplo, a fratura basilar do crânio[28], a fratura por sopro, que é uma fratura das paredes ou do pavimento da órbita, a fratura mandibular[29], a fratura nasal[30] e a fratura esquerda[31] do crânio, que é uma fratura facial que envolve o osso maxilar e as estruturas

circundantes, geralmente de forma bilateral e horizontal, piramidal ou transversal.

2. Fratura da coluna vertebral[32] :-

a. Fratura cervical: por exemplo, fratura de C1, fratura de Jefferson; fratura de C2, fratura de Hangman; fratura em lágrima por flexão, que é uma fratura óssea das vértebras cervicais anteriores e inferiores;

b. Fratura em pá de argila: fratura do processo espinhoso de uma vértebra que ocorre em qualquer das vértebras cervicais inferiores ou torácicas superiores;

c. Fratura por explosão: um peso axial de grande potência provoca a fratura;

d. Fratura por compressão: rutura de uma vértebra, sob a forma de fratura em sanduíche, devido a uma maior compressão anterior;

e. Fratura por acaso: lesão por compactação da parte anterior de um corpo vertebral e lesão por distração dos elementos posteriores;

f. Fratura de Holdsworth: uma fratura instável da junção tóraco-lombar da coluna vertebral.

3. Fratura da costela e do esterno: - Vulgarmente conhecida como fratura do ombro - por exemplo, fratura clavicular, fratura da escápula.

4. Fratura do braço:-

a. Fratura do úmero ou fratura do braço: por exemplo, fratura supra-condilar, fratura de Holstein-Lewis, que é uma fratura do terço distal do úmero que resulta na compressão do nervo radial;

b. Fratura do antebraço:

i. Fratura do rádio - por exemplo A fratura de Essex-lopresti [33] é uma fratura da cabeça do rádio com deslocação concomitante da articulação rádio-ulnar distal com rutura da membrana interóssea; fratura distal do rádio; fratura de Galeazzi, que é uma fratura do rádio com deslocação da articulação radioulnar distal; Fratura de Colles, que é uma fratura distal do rádio com deslocamento dorsal ou posterior do pulso e da mão [34]; Fratura de Smith, que é uma fratura distal do rádio com deslocamento volar ou ventral do pulso e da mão [35]; Fratura de Barton, que é uma fratura intra-articular do rádio distal com deslocamento da articulação rádio-carpal.

ii. Fratura do cúbito - por exemplo, a fratura de Monteggia é uma fratura do terço proximal do cúbito com a deslocação da cabeça do rádio; a fratura do úmero é uma fratura do olécrano com uma deslocação anterior associada da cabeça do rádio[37];

5. Fratura da mão: - por exemplo, fratura do escafoide; a fratura de Rolando é uma fratura intra-articular cominutiva através da base do primeiro metacarpo [38]; a fratura de Bennett é uma fratura

da base do primeiro metacarpo que se estende até à articulação carpometacarpiana (CMC) [36]; a fratura de Boxer é uma fratura no colo de um metacarpo

6. Fratura pélvica [39]: - Fratura do osso da anca; fratura de Duverney, em que uma fratura pélvica isolada envolve apenas a asa do ilíaco.

7. Fratura do fémur: - Fratura da anca - anatomicamente uma fratura do fémur e não do osso da anca.

8. Fratura da rótula

9. Fratura do crus.

a. Fratura da tíbia: por exemplo Fratura de Bumper - uma fratura do planalto tibial lateral causada por um valgo forçado aplicado ao joelho; Fratura de Segond - uma fratura por avulsão do côndilo tibial lateral [40]; Fratura de Gosselin - uma fratura do planalto tibial em fragmentos anteriores e posteriores [41]; Fratura de Toddler - uma fratura não deslocada e em espiral do terço distal à metade distal da tíbia [42].

b. Fratura do perónio:- por exemplo Fratura de Maisonneuve - uma fratura em espiral do terço proximal do perónio associada a uma rutura da tíbio-fibular-sindesmose distal e da membrana interóssea [43]; Fratura de Le Fort do tornozelo - uma fratura vertical da parte ântero-medial do perónio distal com avulsão do ligamento tíbio-fibular anterior [41]; Fratura de Bosworth - uma fratura com uma luxação posterior fixa associada do fragmento fibular proximal que fica preso atrás do tubérculo tibial posterior. A lesão é causada por uma rotação externa grave do tornozelo [44].

c. Fratura combinada da tíbia e da fíbula: - por exemplo, fratura trimaleolar - envolvendo o maléolo lateral, o maléolo medial e o aspeto posterior distal da tíbia; fratura bimaleolar - envolvendo o maléolo lateral e o maléolo medial [45]; fratura de Pott [41].

10. Fratura do pé: - por exemplo, fratura de Lisfranc - em que um ou todos os metatarsos são deslocados do tarso [46]; fratura de Jones - uma fratura da extremidade proximal do quinto metatarso [47]; fratura de March - uma fratura do terço distal de um dos metatarsos que ocorre devido a tensão recorrente [48]; fratura do calcâneo [49].

Outros tipos de fracturas

1. Fratura completa: nesta situação, as partes ósseas diferenciam-se completamente.

2. Fratura incompleta: Os pedaços de osso ainda estão parcialmente unidos e existe uma fenda no tecido ósseo que não cobre completamente a extensão do osso.

3. Com base nestes tipos de fratura, o nosso corpo produz um mecanismo específico para curar estas fracturas.

Mecanismos de cicatrização óssea

O processo de regeneração dos ossos através de estudos de enxertos ósseos é semelhante ao processo de cicatrização óssea que surge em ossos alongados fracturados. A terapêutica da fratura restaura o tecido às suas propriedades primárias objectivas e motoras e é afetada por uma variedade de factores sistémicos e locais. A cicatrização ocorre em três fases distintas, mas que se sobrepõem [12, 50-52]:

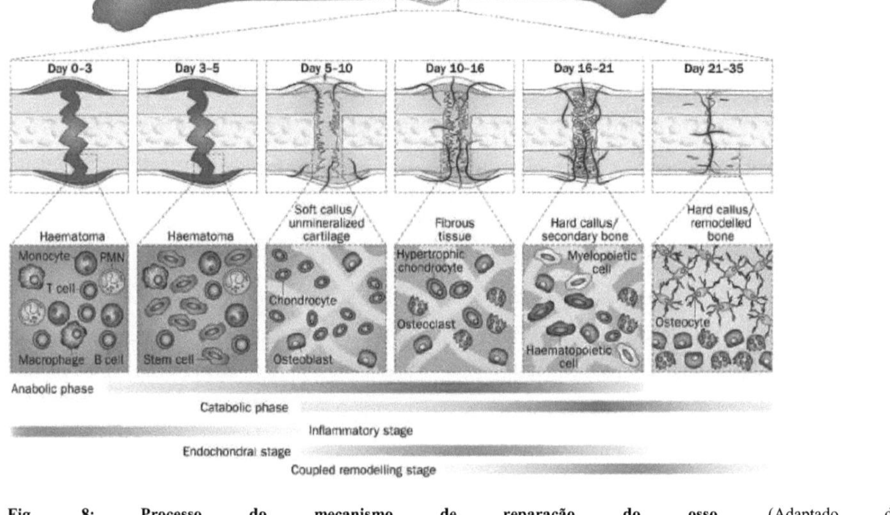

Fig. 8: Processo do mecanismo de reparação do osso. (Adaptado de http://www.nature.com/nrrheum/journal/vl/nl/full/nrrheum.2014.164.html)

A fase inflamatória inicial;

Nesta fase, desenvolve-se um hematoma (formação de coágulos) no local da fratura, normalmente durante 6 a 8 horas após a lesão. Uma vez que a inflamação ocorre porque não há circulação sanguínea devido à formação do hematoma da fratura, onde as células ósseas circundantes morrem produzindo detritos celulares, as células inflamatórias (macrófagos, neutrófilos, monócitos, linfócitos e células nucleares polimórficas) e os fibroblastos atravessam o osso sob a mediação de prostaglandinas. Isto desenvolve-se na configuração de tecido de granulação, no crescimento de tecido vascular, na migração de células mesenquimatosas e na remoção de tecido danificado morto à volta do hematoma. A revascularização também pode ocorrer em poucas semanas. Os nutrientes fundamentais e o O2 são fornecidos neste processo inicial pelo osso esponjoso e pelo músculo responsáveis. A aplicação de fármacos anti-inflamatórios ou citotóxicos em 1st semana, ou seja, em 3-5 dias, pode alterar a resposta inflamatória e inibir a cicatrização óssea. É durante a fase de inflamação, quando a ingestão de nicotina está em curso em algumas pessoas infectadas com fracturas, que pode inibir o crescimento capilar, conduzindo a um processo de cicatrização óssea baixo ou nulo nos utilizadores de tabaco. Por conseguinte, deve inibir-se o consumo de tabaco e o tabagismo [12, 50-52].

A fase de reparação;

Durante esta fase, os fibroblastos do periósteo que invadiram o local da fratura começam a estabelecer um estroma que ajuda a reforçar o crescimento vascular. À medida que o crescimento vascular progride, produzindo fibras ou matriz de colagénio, os osteóides são segregados e mineralizados, desenvolvendo-se em condroblastos para produzir fibrocartilagem. O desenvolvimento do calo fibro-cartilaginoso repara o tecido constituído por colagénio e cartilagens que liga as extremidades quebradas do osso. Em termos de oposição ao movimento, este calo é muito fraco nas 1st 4 a 6 semanas do processo de cicatrização e requer proteção suficiente sob a forma de suporte ou fixação interna. As células osteogénicas de áreas de tecido ósseo bem vascularizado desenvolvem-se em osteoblastos que começam a produzir trabéculas de osso esponjoso. As trabéculas unem porções vivas e mortas dos fragmentos ósseos originais. Eventualmente, o calo ossifica de fibro-cartilagem para osso esponjoso, formando uma ponte de osso tecido, também conhecida como calo duro ou calo ósseo, entre os fragmentos da fratura. Em alternativa, se for utilizada uma imobilização incorrecta, a ossificação do calo não pode ocorrer e pode desenvolver-se uma junção fibrosa irregular [12, 50-52].

A fase de remodelação tardia;

A consolidação da fratura é concluída durante a fase de remodelação, na qual o osso em cicatrização recupera a sua forma, estrutura e resistência mecânica originais. A remodelação do osso ocorre gradualmente ao longo de meses a anos e é facilitada pelo stress mecânico colocado no osso. Normalmente, obtém-se uma resistência e dureza adequadas do osso em 3 a 6 meses.

O processo de substituição e reparação decorre continuamente no esqueleto normal e os mecanismos envolvidos na consolidação de fracturas não são diferentes. Existem diferenças no processo consoante a fratura ocorra em osso compacto/esponjoso. Ambos envolvem um processo simultâneo de remoção e substituição do osso através das respectivas agências de osteoclastos e osteoblastos, juntamente com os vasos sanguíneos.

No osso esponjoso, as células estão próximas dos vasos sanguíneos e todo o processo de aposição/substituição óssea pode ter lugar na superfície das trabéculas, um fenómeno frequentemente designado por "substituição rasteira".

No osso compacto, as células colocadas mais profundamente requerem a presença de sistemas Haversianos que devem ser substituídos e, nestas circunstâncias, observa-se uma sequência mais ordenada. 1st , os osteoclastos escavam um túnel no osso morto, pelo qual passa um vaso sanguíneo, trazendo os osteoblastos que depositam o osso lamelar do novo osso. Pode acontecer que, numa fratura, as extremidades do osso estejam tão próximas que os osteoblastos ou a "cabeça de corte" penetrem diretamente no fragmento oposto, processo também conhecido como união óssea primária, uma vez que não estão envolvidas células precursoras ou intermediárias. O destino do osso morto no local da fratura pode ser reabsorvido ou, se o alinhamento normal for preservado, o osso morto constituirá um elo mecânico importante na restauração da continuidade e será feito um esforço para o preservar de acordo com o funcionamento da lei de Wolff. Este osso morto pode servir de ponto de ancoragem passivo para novas trabéculas ósseas e, através da erosão do osso morto entre estas, o conjunto pode ser convertido em osso esponjoso vivo. Em alternativa, a presença de osso compacto seria mais adequada, sendo então revitalizado pela penetração dos sistemas Haversianos da forma anteriormente descrita. Se, por outro lado, houver malunion, quando a incorporação de extremidades ósseas não tiver qualquer utilidade, estas serão então completamente removidas [12, 50-52].

Modos de cicatrização óssea:

1. Cicatrização óssea primária (a tensão é inferior a 2%): Também conhecida como remodelação Haversiana, ocorre com construções de estabilidade absoluta.

2. Cicatrização óssea secundária (a tensão situa-se entre 2%-10%): - Envolve respostas no periósteo e nos tecidos moles externos. Existem dois tipos

a. A cicatrização condral ocorre com uma fixação não rígida, como aparelhos de fratura, fixação externa, placas de ponte, pregos intra-medulares, etc. &

b. A cicatrização intra-membranosa ocorre com a fixação semi-rígida, como a placa bloqueada (numa construção de estabilidade não absoluta). Esta cicatrização pode ocorrer isoladamente ou como uma combinação dos dois.

O processo de cicatrização natural demora muito tempo, pelo que têm sido utilizadas várias técnicas e tratamentos para acelerar o processo de cicatrização das fracturas ósseas [12, 50, 51 e 52].

Tratamentos

Não existe uma cura perfeita para algumas das fracturas ósseas, mas existem vários tratamentos disponíveis para as tratar. Também se diz que é melhor prevenir do que remediar. Mas devido a algumas metástases não controladas e em alguns indivíduos, os que não evitam o seu estilo de vida habitual e são propensos a doenças, o tratamento torna-se responsável para esses indivíduos.

O tratamento de ossos fracturados é da maior importância. Os ossos fracturados têm de ser fixados na posição correta e mantidos juntos para promover a cicatrização óssea. Em situações de emergência, uma pessoa que sofra de uma fratura necessita frequentemente de tratamento imediato por um ortopedista. As outras medidas adicionais pelas quais o doente pode optar são certos tratamentos não invasivos, tais como tratamentos alopáticos, ayurvédicos, radiofarmacêuticos e alguns nutracêuticos que podem ajudar o processo de cura a tornar-se muito mais rápido.

Recentemente, tem sido efectuada muita investigação para melhorar a cura de forma mais rápida e fácil. A investigação atual sobre a cura definitiva ainda está em curso. Os tratamentos recentes envolvem investigação em todos os aspectos do estudo das fracturas ósseas, como a nanotecnologia, as estruturas de suporte, os implantes biomiméticos e as técnicas de engenharia biomédica que ajudam no processo de cicatrização dos ossos.

Tratamento alopático

Os primeiros socorros para uma fratura podem incluir a colocação de talas, a contenção da perda de sangue e a verificação dos sinais vitais, como a respiração e a circulação. O tratamento de emergência depende da anatomia da fratura, do seu tipo, da sua gravidade, da idade do indivíduo e do seu estado de saúde geral.

Se não houver cuidados médicos imediatamente disponíveis em caso de emergência, a tala é o melhor tratamento útil para imobilizar a fratura, o que deve ser feito sem afetar os fragmentos adjacentes e sem dor adicional. A imobilização pode ser feita com ou sem tração. A imobilização da área da fratura pode ser feita interiormente ou exteriormente. O principal objetivo da imobilização é conservar o realinhamento para organização do osso alongado de forma adequada ao início do processo de cicatrização. A utilização de talas, gessos ou aparelhos é o processo mais básico e único para o tratamento de fracturas.

O tratamento alopático envolve medicamentos que podem ser utilizados em cirurgias, juntamente com medidas adicionais para controlar as condições da doença. A dor e o inchaço podem ser reduzidos temporariamente utilizando sacos de gelo na zona inflamada ou medicamentos como acetaminofeno (Tylenol) com codeína, aspirina ou outros AINEs. Para melhorar o processo de cicatrização, podem ser utilizados vitamina C, bioflavonóides e flavóis como a quercitina ou as proantrocidinas e ácidos gordos ómega 3 (utilizados em fracturas artríticas) que curam naturalmente a zona inflamada.

Nos hospitais ou na investigação clínica, os pensos (POP) são utilizados para paralisar a área da fratura óssea. A utilização de aparelhos ortodônticos permite frequentemente o movimento para cima e para baixo do local da fratura, por exemplo, muitas pessoas utilizam aparelhos ortodônticos para os dentes [53].

Tratamentos invasivos:

1. Cirurgia de redução aberta: -É uma cirurgia efectuada por um ortopedista. É um tipo de tratamento invasivo. Durante a recuperação dos tecidos moles ou no decurso dos tratamentos, os doentes são monitorizados enquanto os ossos são reposicionados no seu alinhamento normal. A cirurgia de redução aberta é normalmente utilizada para fracturas abertas, graves ou cominutivas. As fracturas fechadas ou as fracturas com menor deslocamento dos ossos não requerem, normalmente, este tipo de cirurgia. Os dispositivos de fixação interna, tais como parafusos, placas e pinos metálicos, mantêm os ossos no sítio enquanto cicatrizam. Os fragmentos são frequentemente mantidos juntos com hastes metálicas. Mais tarde, o médico pode ou não optar por remover estes dispositivos quando a cicatrização estiver completa [53].

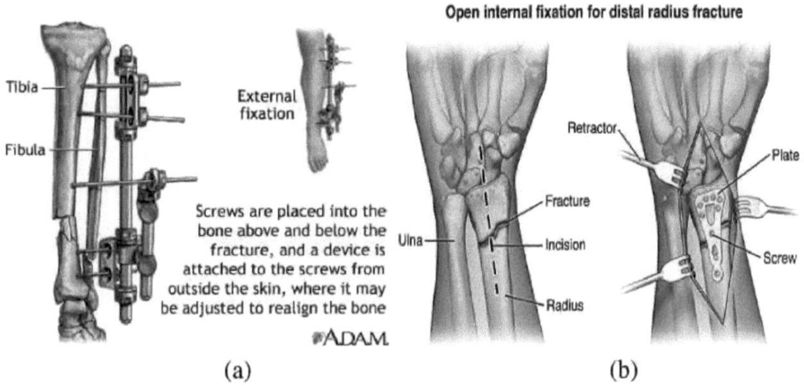

Fig. 9: **(a) Fixação externa e (b) Fixação interna**. (Adaptado dewww.sainthlukeshealthsystem.org e wings.buffalo.edu)

2. Métodos de enxerto ósseo: -Um método cirúrgico que substitui o osso em falta para reparar fracturas muito complexas. Este procedimento aumenta a capacidade de regeneração do osso utilizando métodos como transferências de osso vascularizado, enxertos de osso autógeno, medula óssea autógena, matriz óssea diminuída, factores de crescimento, sulfato de cálcio, fosfatos de cálcio e aloenxertos [50].

3. Vertebroplastia: - É um procedimento de emergência para estabilizar fracturas de compressão

das vértebras que envolve a injeção de cimento ósseo no osso para o manter estável, diminuir a dor e também evitar novas fracturas da coluna vertebral. O cimento endurece depois, estabilizando assim a área e fornecendo apoio à coluna vertebral. Trata-se de um procedimento cirúrgico minimamente invasivo, uma vez que apenas é feita uma pequena punção na pele do doente para injetar o cimento ósseo [55].

4. Cifoplastia: -Inserção de um dispositivo de balão no osso fracturado. Isto ajuda a restaurar a altura e a forma da vértebra. Uma vez retirado, o dispositivo deixa uma pequena cavidade que é depois preenchida com cimento ósseo especial [56].

5. Stentoplastia: A stentoplastia é um implante de stent no corpo vertebral, no qual é colocado um stent no interior do corpo vertebral seguido de infusão de cimento. Melhora a altura vertebral, reduz a dor e a incapacidade funcional e corrige as fracturas vertebrais angulares em doentes com corpo vertebral osteoporótico com efeitos adversos mínimos. É considerado um procedimento seguro a curto e médio prazo, com menos complicações, menor perda de cimento e menores taxas de novas fracturas vertebrais. A estentoplastia é comparável à cifoplastia em termos de correção da cifose, tempo de exposição à radiação e perda de cimento no pós-operatório, e comparável à vertebroplastia em termos de correção da altura vertebral e volume de cimento ósseo [57].

Tratamentos não invasivos:

1. Tratamento de redução fechada: -Refere-se ao realinhamento dos ossos sem recurso a cirurgia. É conseguido ajustando manualmente os ossos ou usando tração, e muitas vezes requer o uso de um anestésico [53].

2. Tração: - É uma forma de redução fechada que funciona através da aplicação de uma força constante aos ossos, puxando-os com pesos até se conseguir o alinhamento adequado. O dispositivo de tração também pode ser utilizado para imobilizar a área afetada enquanto o osso cicatriza. Uma vez que a tração restringe o movimento, este tratamento significa que o doente terá de ficar em repouso na cama durante um período mais longo [53].

3. Fixação externa: -Nesta técnica, os pinos ou parafusos são fixados ao osso diretamente acima e abaixo do local da fratura. São depois ligados a um dispositivo de barras metálicas fixadas sobre a pele. Estas actuam como uma estrutura, mantendo os ossos alinhados para que possam sarar corretamente. Com qualquer tipo de tratamento para uma fratura, a força e a flexibilidade dos músculos e das articulações devem ser mantidas através de exercícios adequados feitos à medida que o tecido ósseo cicatriza [53].

4. Outros tratamentos não invasivos:- Existem vários tratamentos habitualmente utilizados para travar a perda óssea e preservar a massa óssea, no entanto, nenhum deles proporciona uma cura

permanente para a doença e apresentam um elevado risco de efeitos secundários:

a. Os antioxidantes reparam os danos oxidativos: - Na cicatrização de fracturas, o tecido danificado produz radículas livres que levam à necrose. Assim, as vitaminas E e C, o licopeno e o ácido alfa-lipóico têm sido utilizados e têm sido benéficos na supressão do efeito destrutivo dos radicais livres oxidantes no sistema do corpo e na melhoria da fratura em modelos animais e linhas de células humanas em cultura [58].

b. Aumentar a ingestão de minerais: -Por peso, o osso é constituído por cerca de 70% de minerais (cálcio, fósforo, magnésio, silício, zinco, etc.) e a cura das fracturas requer os minerais disponíveis. Estes são mais explicados no quadro n.º 1. 1.

c. Aumentar a ingestão de vitaminas:-As vitaminas actuam como catalisadores de muitas reacções bioquímicas de proteínas e minerais que são importantes para o processo de cura. Os papéis vitais de várias vitaminas, que devem ser tomadas em doses terapêuticas, são apresentados no quadro n.º 2.

Tabela n.º 1: Função dos minerais que melhoram a cicatrização óssea:

Sr. Não.	Minerais	Função na cicatrização óssea	Referências
1.	Zinco	Formação de calos, aumento da produção de proteínas ósseas e estimulação da cicatrização; utilizado em traumatismos graves	59
2.	Cobre	Formação de colagénio e estimula a cicatrização óssea; utilizado em traumatismos graves	60
3.	Cálcio	Cristais de hidroxiapatita de cálcio A forma composta é importante na regulação da rigidez elástica e da resistência à tração do osso. É utilizado para a construção e reconstrução dos tecidos ósseos e é um dos principais constituintes do osso. De acordo com a dose diária recomendada (DDR), é importante ingerir cálcio com vitamina D, uma vez que esta é responsável pela absorção do cálcio	61-63
4.	Fósforo	Ajuda na construção e reconstrução dos ossos; função semelhante à do cálcio	64

5.	Silício	A forma bioactiva do silício ajuda na síntese da colagem, reforça os efeitos do cálcio e da vitamina D3 no novo osso	65

Tabela n.º 2: Funções das vitaminas no reforço do processo de cicatrização:

N.º Sr.	Vitaminas	Função no processo de cicatrização óssea	Referência
1.	Vitamina C	Importante antioxidante e anti-inflamatório, ajuda a sintetizar a matriz de colagénio para o desenvolvimento de ossos mais fortes, acelerando o processo de cicatrização.	66,67
2.	Vitamina D	Regula a absorção de cálcio; com vitamina K estimula a transformação das células estaminais do local da fratura em tecido ósseo de construção.	68-70
3.	Vitamina K	Liga o cálcio ao osso para a formação de proteína óssea e formação de tecido de colagénio. Conserva o cálcio reduzindo a sua perda através da urina.	71-73
4.	Vitamina B6	Regular o efeito da vitamina K nos ossos	74

d. Outros medicamentos: - São normalmente utilizados com a recomendação do médico, uma vez que têm efeitos secundários vitais. Por exemplo, o ranelato de estrôncio é semelhante aos bifosfonatos e também aumenta o processo de acumulação; Denosumb - injeção administrada sob a pele retarda a degradação do osso. Estes são explicados em pormenor na parte seguinte.

Drogas

Os medicamentos utilizados na cicatrização de fracturas ajudam a aliviar a dor relacionada com as fracturas, previnem a lesão de isquemia-reperfusão, controlam a hemorragia e removem qualquer contaminação estranha. Ajudam a cicatrizar mais rapidamente as fracturas, abrandando a degradação do osso e evitando a perda óssea. Os medicamentos variam de pessoa para pessoa, de acordo com a intensidade da sua fratura.

Os medicamentos anti-reabsortivos diminuem a taxa de absorção pelos osteoclastos (células responsáveis pela absorção do osso), evitando assim uma maior perda óssea e melhorando a resistência óssea. As terapias anti-reabsortivas em combinação com tratamentos anabólicos provaram ser excelentes para aumentar a densidade óssea e apoiar a mineralização secundária do osso recém-formado [75]. Os vários medicamentos anti-reabsortivos incluem a utilização de bisfosfonatos, reposição de estrogénio, moduladores selectivos dos receptores de estrogénio (raloxifeno), calcitonina e denosumab. A terapia hormonal e a terapia de substituição hormonal são raramente utilizadas no tratamento de fracturas ósseas. São utilizados sobretudo SERM e bisfosfonatos.

A terapia com medicamentos anabolizantes inclui a utilização intermitente de hormona paratiroide (tertparatide) para aumentar a taxa de desenvolvimento ósseo. Aumentam a densidade óssea e a massa muscular [75].

Embora sejam preferíveis terapias combinadas de fármacos anabolizantes seguidos de fármacos anti-reabsortivos. Também podem ser utilizadas terapias de substituição hormonal como a tibolona, utilizada no tratamento de mulheres pós-menáusicas osteoporóticas, e muitos outros agentes [94].

1. Medicamentos anti-reabsortivos bisfosfonatos: -Os bisfosfonatos aumentam a densidade óssea ao retardar o processo de degradação. Dor músculo-esquelética, náuseas, dor abdominal, dificuldade em engolir, inflamação do esófago ou úlcera esofágica, osteonecrose do maxilar, batimentos cardíacos irregulares e perturbações visuais [76].

a. Alendronato (Nome de marca: Fosamax™, Fosamax™ Plus D, Binosto):- É prescrito para o controlo da osteoporose em homens e mulheres pós-menopáusicas, doença de Paget do osso (em que o processo normal de reciclagem do osso é impedido) e osteoporose causada pelo tratamento com esteróides. Ajuda a abrandar a perda óssea. [77, 78].

b. Risedronato (nome de marca: Actonel™, Actonel™ com cálcio):- É um bisfosfonato de piridinilo que abranda a reabsorção óssea mediada por osteoclastos e altera o metabolismo ósseo. É prescrito para o tratamento da doença de Paget do osso e tomado com carbonato de cálcio para o tratamento da osteoporose em mulheres pós-menopáusicas e da osteoporose causada por medicamentos esteróides [79, 80].

c. Ibandronato (Nome de marca: Boniva™):- Prescrito para o tratamento da osteoporose em mulheres pós-menopáusicas. Também ajuda a reduzir a ocorrência de fracturas da coluna vertebral em cerca de 50% em 3 anos. [81]

d. Ácido Zoledrónico (Nome comercial: Reclast™, Zometa™):- Prescrito para a prevenção e tratamento da osteoporose em homens e mulheres pós-menopáusicas. É também utilizado para tratar níveis elevados de cálcio no sangue que podem ser causados por certos tipos de cancro. Por conseguinte, é utilizado juntamente com a quimioterapia contra o cancro para o tratamento de lesões ósseas causadas por mieloma múltiplo. Actua abrandando a degradação óssea, aumentando a densidade (espessura) óssea e diminuindo a quantidade de cálcio libertado dos ossos para o sangue. [82-85]

e. Outros bifosfonatos, como o etidronato, o pamidronato e o tiludronato: -Variam quimicamente dos antigos bifosfonatos. São fármacos não aprovados pela FDA para a osteoporose, mas aprovados para doenças associadas a fracturas, como a doença de Paget, hipocalcemia de malignidade, miosite ossificante [94].

2. SERM

a. Raloxifeno (nome de marca - Evista™):- É um modulador seletivo do recetor de estrogénio (SERM) ou agonista/antagonista de estrogénio pertencente à classe dos compostos de benzotiofeno. Actua na osteoporose diminuindo a degradação e o enfraquecimento ósseo que podem ocorrer nas mulheres após a menopausa. Atua na redução do risco de cancro da mama invasivo, bloqueando o estrogénio no tecido mamário e uterino. Afrontamentos, aumento da transpiração, dores nas articulações, cãibras nas pernas. Evitar a sua utilização se houver historial de coágulos sanguíneos [77, 86, 87]. Os SERM são utilizados em níveis baixos, uma vez que provocam um risco acrescido de coágulos sanguíneos, cancro do endométrio e cancro da mama [95].

b. Estrogénio conjugado ou bazedoxifeno (Duavee®):- É um complexo de estrogénio seletivo para os tecidos, SERM, utilizado quando as mulheres sofrem de sintomas vasomotores da osteoporose relacionada com a menopausa. O bazedoxifeno é utilizado com estrogénio como medicamento combinado na DMO da coluna lombar, no tratamento da DMO da anca, etc. É utilizado para a prevenção da doença osteoporótica. Os efeitos secundários são espasmos musculares, náuseas, diarreia, dispepsia, dores abdominais superiores, dores orofaríngeas, tonturas, dores cervicais e efeitos secundários relacionados com os estrogénios [102, 107-110].

c. Arzoxifeno: - É um medicamento da classe SERM utilizado no tratamento da osteoporose. Estruturalmente semelhante ao raloxifeno [96, 97].

d. Denosumab (nome de marca - Prolial™, Xgeva®):- Prescrito para a prevenção e tratamento da osteoporose em homens e mulheres pós-menopáusicas, perda óssea associada à terapia de privação de androgénio, perda óssea associada à terapia com inibidores da aromatase. A injeção de Denosumab é utilizada para reduzir as fracturas causadas por certos tipos de cancro que começaram noutra parte do corpo mas que se espalharam para os ossos. Também é utilizado em adultos e alguns adolescentes para tratar o tumor de células gigantes do osso (GCTB; um tipo de tumor ósseo) que não pode ser tratado com cirurgia. Trata-se de um inibidor do ligando RANK (ativador do recetor do fator nuclear kappa-B), que actua diminuindo a degradação óssea e aumentando a resistência e a densidade (espessura) dos ossos [88, 89]. Os efeitos secundários associados aos medicamentos são a hipocalcemia, o risco de infecções cutâneas como a celulite, erupções cutâneas, eczema, dores músculo-esqueléticas, hipercolesterolemia, pancreatite e risco de neoplasia [98].

e. Ranelato de estrôncio:- Medicamento não aprovado pela FDA, mas aprovado em países europeus. É um SERM, pelo que reduz o risco de fracturas da coluna vertebral e não vertebrais.

Embora o seu mecanismo de ação não seja claro, é utilizado no tratamento da reabsorção óssea. Os efeitos adversos mostram a prevalência de tromboembolismo venoso ou placebo, erupção cutânea, diarreia, náuseas, reacções de hipersensibilidade com eosinofilia e sintomas sistémicos. O ranelato de estrôncio não está aprovado para a osteoporose nos homens e também não é aconselhável tomá-lo com suplementos de cálcio, mas pode ser obtido através da vantagem da Repatriação Farmacêutica [94, 98].

3. Cálcio, vitaminas e outros suplementos: -As utilizações das vitaminas e do cálcio são explicadas no capítulo anterior. Mas alguns medicamentos importantes que são utilizados são apresentados de seguida:

a. Calcitriol: - É o metabolito hormonalmente ativo da vitamina D3, aprovado pela FDA para o tratamento da hipocalcemia, osteomalácia, hiperparatiroidismo, artrite psoriática, pseudo-hipoparatiroidismo e doentes com doenças ósseas metabólicas. Administrado com suplemento de cálcio. Os efeitos adversos são hipercalcémia com náuseas, vómitos, obstipação, anorexia, apatia, cefaleias, sede, prurido, sudação e/ou poliúria. Tem também uma semi-vida mais curta [99-101].

4. Terapia hormonal e terapia de substituição hormonal

a. ET / HT-Estrogénio ou terapia hormonal (Climara®, , Estrace®, Estraderm®, Estratab®, Ogen®, Premarin®, Vivelle®; nomes de marcas HT: por exemplo, Activella®, Femhrt®, Premphase®, Prempro®):- Previne a osteoporose, alivia os sintomas vasomotores e a atrofia vulvovaginal durante o período pós-menopausa. As mulheres com histerectomia necessitam de TE que proteja o revestimento uterino [94]. Genisteína (Fosteum®), que é um fitoestrogénio isoflavona, obtido a partir de soja e de espécies de trevo, que beneficia a saúde óssea. Também a daidzeína de soja, que é isoflavona e coumestrol, ajuda na prevenção da osteoporose. Poucos efeitos secundários são devidos aos outros componentes presentes nos fitoestrogénios naturais. Por vezes, para além do estrogénio, é utilizada a progestina, uma vez que apenas o estrogénio pode representar um risco de cancro do endométrio [94, 103, 106].

b. Terapia de substituição de estrogénio ou terapia de substituição hormonal: -É uma primeira linha de prevenção e tratamento da osteoporose. Utilizada em situações pós-menopáusicas. Uma vez que os estrogénios provocam cancro, são utilizados análogos dos estrogénios. Uma vez que apenas o estrogénio administrado a uma doente pode causar risco de cancro, é prescrito com progesterona. A utilização a longo prazo provoca efeitos secundários como acidentes vasculares cerebrais, ataques cardíacos, cancro e coágulos sanguíneos [103].

c. Calcitonina (Macalcin® ou Fortical® ou Rocaltrol®):- A regulação da hormona paratiroide, como a calcitonina, é utilizada para manter os níveis de cálcio, magnésio e fósforo nos ossos e no sangue. É utilizada quando outros tipos de medicamentos não são adequados. Diarreia, rubor facial ou das mãos, aumento da frequência urinária, perda de apetite, rinite e gosto metálico na boca, náuseas, reação, vermelhidão ou dor no local da injeção, dores de estômago e vómitos, irritação nasal são os efeitos secundários possíveis. Além disso, pode existir um risco de certos tipos de cancro [94, 104, 105, 106].

5. Medicamentos anabolizantes:

a. PTH 1-34 como Teriparatide (Nome de marca: Forteo™):- É o único medicamento anabólico aprovado pela FDA. Funciona melhorando a densidade óssea ao aumentar o número e a atividade dos osteoblastos (células necessárias para a formação óssea). É análogo à hormona paratiroide (PTH), que ajuda a gerir o metabolismo do cálcio e do fosfato, bem como a aumentar a absorção de cálcio pelos ossos. É preparada por meio da tecnologia do ADN recombinante. [93]Prescrita para o tratamento da osteoporose nos homens e nas mulheres pós-menopáusicas. Não deve ser utilizado durante mais de 2 anos, pois pode provocar efeitos secundários graves, incluindo certos tipos de cancro. [Embora todos os efeitos secundários possíveis ainda estejam a ser estudados, os efeitos secundários conhecidos incluem obstipação, diarreia, dores de cabeça, aumento da tosse, indigestão, dores nas articulações, cãibras nas pernas e nas costas, tonturas ligeiras ou batimentos cardíacos acelerados, pequenas nódoas negras, comichão, dor, vermelhidão, inchaço no local da injeção, náuseas, corrimento nasal, dores de garganta, fraqueza [94, 106].

b. Terapia com testosterona (THT) e terapia de substituição de testosterona (TRT):- Só pode ser utilizada em condições de hipogonadismo para abrandar ou inverter o processo de diminuição da densidade óssea nos homens. O doente recebe testosterona sob a forma de pró-hormona que se converte em DHT e em estradiol, o que provoca uma ação de maturação e homeostase óssea. Mas os possíveis efeitos secundários observados estão relacionados com doenças cardíacas e cancro da próstata. Para além disso, deve evitar-se o tabagismo e a ingestão excessiva de álcool. Devido a estes efeitos adversos, as TRH são utilizadas como moduladores selectivos dos receptores de androgénios (SARM), por exemplo, a bicalutamida tem efeitos mioanabólicos e osteoanabólicos selectivos e menor ação sobre a próstata, a ostarina apresenta menor risco cardiovascular e níveis mais baixos de LDL/HDL [111].

c. PTH (1-84):- Está aprovado nos países europeus para o tratamento da osteoporose nas mulheres, reduzindo o risco de fracturas vertebrais [94].

6. Outros agentes:

a. Fluoreto de sódio: -Estimula a função dos osteoblastos na formação de novo osso, mas o mecanismo ainda é desconhecido. É sobretudo utilizado para reduzir as taxas de fratura vertebral e é também utilizado pelos dentistas para tratar dentes partidos. O flúor apresenta melhores efeitos do que os agentes anti-reabsortivos. A sua toxicidade conduz a uma qualidade anormal da matriz [112].

b. Tibolona: -Enquadra-se na categoria de agente anabólico e anti-reabsortivo, uma vez que é um esteroide sintético com propriedades estrogénicas, androgénicas e gestagénicas que actua através da ligação ao recetor de estrogénio. O seu efeito nos ossos é semelhante ao da ERT, pelo que é utilizada no tratamento dos sintomas vasomotores da menopausa e da osteoporose [94,113-115].

Tratamentos ayurvédicos

Observa-se que a maioria da população está a voltar-se para os tratamentos com produtos naturais. A Ayurveda não isola um tecido ou parte de um órgão, nem observa apenas uma única fonte de nutrientes, mas estuda a saúde e o estado geral do indivíduo e o tratamento é efectuado em conformidade. O princípio básico da Ayurveda explica a existência de 5 elementos essenciais ou blocos de construção que, em conjunto, formam a base de toda a vida: éter, ar, fogo, água e terra. Estes elementos são difíceis de detetar nos aspectos da vida humana; são mais finos do que os níveis molecular, atómico ou subatómico. É a este nível que a cura ayurvédica é efectuada [116].

A Ayurveda foi mencionada pela primeira vez no Susrutasamhita-nidanasthana e cikitsasthana do ponto de vista da gestão cirúrgica em 1500 a.C. A gestão das fracturas começou no contexto de estudos conhecidos como Asthibhagna, que significa Asthi- ossos e bhagna- quebra [117].

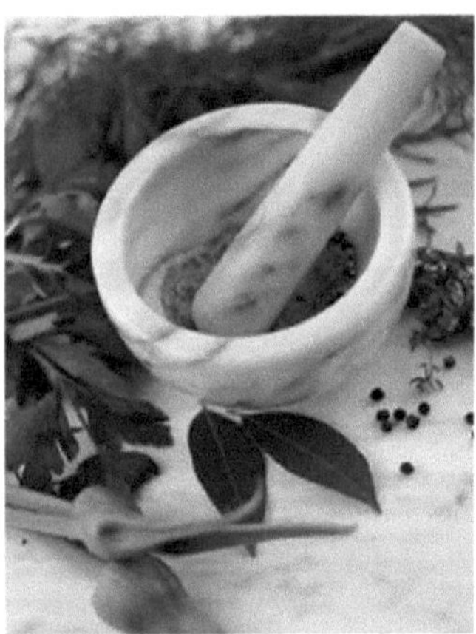

Fig. 10: Medicamentos naturais à base de plantas (Adaptado de www.doereport.com)

Compreender a fratura na perspetiva ayurvédica:

Quando nos alimentamos, a dieta é composta por alguns nutrientes que ajudam na remodelação e construção de tecidos, incluindo os ossos e a medula óssea. Se esta dieta for ingerida em quantidade desequilibrada, existe a possibilidade de incidência ou recorrência (desordem) do dosha no nosso corpo. Isto depende das condições individuais do corpo e da predominância do dosha. No caso de uma fratura, um dos principais factores é a osteoporose, que leva ao aumento do dosha do tipo vata (ar e espaço) nos ossos, o que provoca a fratura. Quando o vata dosha se acumula em partes do corpo como o cólon, leva à produção de gases, distensão, obstipação, fadiga, insónia, medo e secura dos tecidos. Quando não há tratamento contra este vata dosha, este intensifica-se e espalha-se por todo o corpo, causando pele seca, dor ou rigidez das articulações, dores lombares, convulsões, espasmos, dores de cabeça, tosse seca, febre intermitente e dores abdominais. Por fim, transfere-se para o osso, onde ocorrem os sinais exactos de perturbação e a doença é identificada [116]

Os tratamentos ayurvédicos gerais incluem várias terapias descritas abaixo:

Terapia com ervas:

Este tipo de medicamento é mais eficaz na cura de doenças. A ação é maior quando as ervas estão frescas, mas também se utilizam as formas de infusão, chás, pó, comprimidos e decocção. Podem também ser utilizadas como parte de razões antecipatórias. Ao longo da história e ainda hoje em grande parte do mundo, a medicina tradicional à base de plantas tem sido a principal base da prática médica. Esta longa tradição de sabedoria herbal tem utilizado várias ervas para acelerar a cura de fracturas. No entanto, os medicamentos à base de plantas devem ser utilizados sob a orientação de um especialista qualificado em fitoterapia [116]:

1 . Amalki / Amla: -Também conhecida como baga de ganso da Índia. Provém de frutos secos ou frescos da planta *Emblicaofficinalis*, família Euphorbiaceae. O fruto é tomado sob a forma de decocção, pó/doces. Tem um efeito antioxidante e anti-inflamatório, uma vez que é fonte de vitamina C e vitamina E [118].

2 . Triphala: -É uma mistura de Amalki, bibhitaki e Haritaki. É uma mistura de bagas de ganso indiano (*Embelica officinalis*) e frutos secos de mirobalanos de Bellarica (*Terminalia belerica,* Combretaceae) e mirobalanos de chebulic (*Terminalia chebula* Retzr, Combretaceae). Trata distúrbios ósseos, impulsiona o tónico para o cólon que está relacionado com a nutrição dos ossos. A polpa cura a hemorragia excessiva [116, 118].

3 . Guggul: - O seu nome científico é Commiphora. É uma oleo-goma-resina obtida a partir de incisões profundas na casca de *Commiphora weightii,* família Burseraceae. Ajuda a diminuir o colesterol e os tumores e também ajuda a aumentar a densidade óssea, uma vez que tem uma propriedade anti-inflamatória [116, 118].

4 . Chá de camomila: - A camomila (*Matricaria recutitca*), a erva-dos-gatos (*Nepeta cataria*) ou a erva-cidreira (*Melissa officinalis*) são utilizadas para fazer um chá que tem um efeito calmante [119122].

5 . Angélica: - É um tipo de medicina ayurvédica e chinesa. Utilizada nas afecções ginecológicas, na menopausa e na osteoporose [116].

6 . Tintura de solidéu: -15 gotas de solidéu (*Scutellaria lateriflora*) com erva de S. João (*Hypericum perforatum*) ou valeriana (*Valeriana officinalis*) são transformadas numa forma de tintura que é utilizada pelo doente de meia em meia hora para o tratamento de fracturas [119-122].

7 . Praval: - Na palavra comum "coral vermelho". É administrado sob a forma de cinzas em pó. Fornece Ca digerível^{2+} [116].

8 . Sementes de sésamo:- As sementes de sésamo (*Sesamum indicum,* família Pedaliaceae) são administradas com outras ervas ou nutracêuticos como shatavari (*Asparagus racemosus,* família Liliaceae), gengibre (*Zingiber officinale,* família Zingiberaceae) e açúcar de raios. A preparação inclui 1 parte de sementes de sésamo com shatavari, 1 parte com gengibre e açúcar de raios. A principal utilização desta mistura é feita como um tónico rejuvenescedor para distúrbios de Vata, utilizado em emplastros para ossos e dentes, contém mais quantidade de energia [116, 118].

9 . Cavalinha: - A erva é fervida e transformada num chá valioso nas fases iniciais da cicatrização de fracturas. Contém uma quantidade elevada de concentração de silício orgânico que, segundo consta, promove a formação de osso e cartilagem. Planta tradicionalmente utilizada para parar hemorragias, aumentar a produção de urina, reparar ossos, aliviar condições reumáticas (artrite) [116].

10 Raízes de confrei (europeu): - É uma raiz de planta (*Symphytum Officinale*). A preparação desta raiz é chamada de osso de malha, uma vez que contribui para unir a substância óssea. É utilizada sob a forma de um chá forte (infusão) em que as suas folhas com urtigas (*Urtica dioica*) e palha de aveia (*Avena sativa*) ou, por vezes, com a adição de meia onça de cavalinha, calota craniana e raiz de marshmallow (*Altaea officinalis*) é utilizada como auxiliar na cicatrização de fracturas ou como creme aplicado na área da fratura. É conhecida por tratar feridas, entorses, contusões e ossos partidos. É utilizado para o alívio da dor e para a união de conjuntos de ossos. Tem uma maior fonte de proteínas, K+, Ca2+, vitamina A, B_{12} e C [116, 119-122].

11 Chá de funcho e hortelã-pimenta: - Um quarto de onça de cada, sementes de funcho (*Foeniculum officinalis*) e folhas de hortelã-pimenta (*Mentha piperita*) devem ser adicionadas a um quarto de água a ferver para chegar a uma onça que é aquecida durante pelo menos meia hora. Isto deve ser tomado em 2 chávenas por dia. Recomenda-se também embeber ou fazer compressas com raiz de consolda em água, se não houver pele gretada na lesão [119-122].

12 Folha de bardana: - É aplicado como uma cataplasma de folha de bardana quente e fresca sobre as feridas que ajuda a reduzir o inchaço induzido por uma fratura [1].

13 . Arnica: - Uma erva venenosa Arnica Montana aconselha a administração de 5 gotas ou menos de tintura de Arnica a cada 3 a 4 horas após o traumatismo inicial. Ajuda na recuperação da fratura provocada pelo traumatismo [116]. Também a Arnica com *Calendula officinalis*, hipericão ou pomadas de consolda podem melhorar a cicatrização quando aplicadas externamente [119-122].

14 Cissus Quadrangularis: - Utilizado nas propriedades curativas de fracturas [116].

15 Tongkat Ali ou Tung Saw ou PasakBumi: - Estas são as raízes da planta Eurycoma longifolia, família Simaroubaceaea, que contém fitoquímicos como eurycomanone, eurycomanol, eurycomalactone e alcaloide. É utilizada como decocção aquosa da raiz. Foram referidos relatórios sobre o aumento do nível de testosterona livre no sangue para preservar o desenvolvimento da massa óssea e prevenir a osteoporose [123].

16 Kacip Fatimah ou Selusuh Fatimah ou Pokok Pinggang ou Belangkas Hutan: - Uma planta lenhosa *Labisiapumila* (LP), família Myrsinaceae. Geralmente, utiliza-se o extrato aquoso, que contém flavonóides, ácido ascórbico, β-caroteno, antocianina, compostos fenólicos e flavonóides. Estes fitoquímicos ajudam a regular os fitoestrogénios (desde uma fonte) e constituem uma alternativa à terapia de substituição de estrogénios na osteoporose induzida por inflamação pós-menopausa [123].

17 . Punicagranatum (romã):- O fruto da *Punicagranatum,* família Lythraceae; é utilizado sob a forma de extrato, fonte rica de compostos polifenólicos - taninos hidrolisáveis e antocianinas. O extrato do fruto da romã demonstrou uma diminuição da inflamação das articulações, reduziu a infiltração nas articulações, indicou a proteção da cartilagem e retardou a artrite [124, 125].

18 Chá verde: -O chá verde é feito a partir das folhas do arbusto *Camellia sinensis*, da família Theaceae. As catequinas do chá verde demonstraram ter efeitos antimutagénicos, anticancerígenos, antidiabéticos, anti-inflamatórios, antibacterianos, antivirais, antiobesidade e neuroprotectores. Mostraram também efeitos anti-inflamatórios e anti-artríticos, regulando a expressão de citocinas, quimiocinas, MMPs, aggrecanase, ROS, NO, COX-2 e PEG2 ligados à patogénese da osteoartrite [126, 127].

19 Garra de gato: - A casca da videira lenhosa Uncariatomentosa, família Rubiaceae, com propriedades anti-inflamatórias; preparada sob a forma de decocção é utilizada no tratamento da artrite. As espécies de U. guianesis e U. tomentosa apresentam a presença de alcalóides que têm uma atividade de eliminação de radicais livres. Estas propriedades inibem o fator de necrose tumoral que ajuda a tratar a artrite reumatoide [128].

20 Garra do Diabo: - O extrato obtido da planta Harpagophytumprocumbens da família Pedaliaceae. A garra-do-diabo contém glicosídeos iridóides, açúcares, triterpenóides, fitoesteróis e

flavonóides; e o seu extrato demonstrou aumentar as actividades das enzimas superóxido dismutase, catalase, glutationa peroxidase e uma redução da peroxidação lipídica que contribuem para os seus efeitos antioxidantes. Devido às suas acções analgésicas e anti-inflamatórias, é utilizado no tratamento da osteoartrite [129].

21 Gengibre: -As raízes secas e frescas de *Zingiber officinale*, família Zingiberaceae. O gengibre demonstrou suprimir os leucotrienos (moléculas inflamatórias) e desativar certos genes inflamatórios, sendo assim eficaz no alívio da dor. Foi demonstrado que reduz a inflamação nas células sinoviais da artrite reumatoide e é também utilizado no tratamento da OA [130].

22 Daun Kuduk:- Várias partes deste arbusto são usadas, mas principalmente as folhas de *Piper sarmentosum* (PS), família Piperaceae, são usadas em decocção de água, bem como em extrato metanólico. A decocção em água possui atividade anti-inflamatória antioxidante. O extrato metanólico tem uma elevada atividade antioxidante natural, uma vez que o extrato contém Naringenina (flavonoide) que reduz o H_2O_2. Previne a ostopenia induzida pela ovariectomia (perda de estrogénio) e fortalece o osso [123].

Terapia de Bastille (clister):

Utilizado em caso de excessos de Vata ou de perturbações do dosha predominante. Uma vez que o cólon está relacionado com todos os outros órgãos, a limpeza e a tonificação são importantes para a cura do corpo. É o principal órgão que absorve os nutrientes. Ao aplicar esta terapia com óleos medicinais, por exemplo, óleos de trapusa, bibhitaka e priyala, misturados com gordura medicinal muscular e 10 vezes com leite ou gandhataila, que aliviam a intensidade de todas as doenças causadas por decocções de ervas vata e pitta, o tratamento é iniciado a partir da raiz. Não só as fezes são lavadas, mas também as toxinas (ama) são removidas e os tecidos são reconstruídos [138].

Abhyanga (massagem) diária:

A massagem diária é efectuada na coluna vertebral, cabeça e pés. Os benefícios da massagem diária incluem: reverter/prevenir o envelhecimento; eliminar a fadiga e o stress, curar e prevenir distúrbios nervosos; promover uma boa visão, nutrir o corpo; remédios para a insónia; criar um equilíbrio eletroquímico do corpo; prevenir a desidratação da pele; o óleo (de sésamo, mostarda ou amêndoa) ajuda o campo eletromagnético do corpo; estimula a produção de anticorpos, fortalecendo o sistema imunitário.

Ioga:

Um excelente exercício de sustentação de peso estimula a construção óssea tanto na parte superior como na inferior do corpo, ao mesmo tempo que é de baixo impacto. Mas o exercício é sobretudo controverso porque pode levar ao risco de lesões. Os ossos do corpo humano são tecidos vivos, que respiram e se transformam, exigindo um fornecimento constante de sangue e nutrientes e um fluxo de energia ou prana. Por conseguinte, devem ser evitadas certas posturas, como movimentos rápidos ou saltitantes, torção ou arredondamento da coluna superior, hiperextensão do pescoço ou peso sobre o pescoço. Assim, apenas certas posturas de ioga são recomendadas, como o movimento da coluna vertebral, etc. Para aumentar a massa óssea, o ioga deve ser praticado durante pelo menos 30 minutos por dia, 5 dias por semana [131].

Meditação:

De acordo com a investigação, restaura o equilíbrio na vida e cria melhorias dramáticas na saúde fisiológica e psicológica. Uma forma poderosa de curar o corpo, a mente e a alma. Em doentes com osteoporose, a prática regular pode estabilizar a sua produção hormonal, impulsionando o processo regenerativo natural dos ossos [131].

Exercício e Pranayama (exercício de respiração):

Um exercício de respiração adequado optimiza a absorção de prana ou força vital. O prana, quando absorvido através do cólon, é a forma mais concentrada de força vital que o corpo pode adotar. A Ayurveda sustenta que o cólon tem uma correlação direta com o tecido ósseo, nutrindo a formação óssea, a medula, os nervos e a reprodução dos tecidos [118].

Por outras palavras, a fratura requer uma boa circulação e um fluxo adequado de nutrientes no sangue que se dirige para o local da fratura. Isto é possível através do exercício físico. O exercício é praticado especificamente para as pessoas com risco de doenças metabólicas. Ajuda a aliviar o stress sobre o osso, as articulações e os tendões fracturados. O exercício aumenta a força muscular e prevê-se que também aumente a força óssea [132, 139-142].

Alguns métodos antigos de gestão de fracturas [117, 138]:-

1. Para (talas) kusa e tração: - Utilizam-se pedaços grossos ou finos, planos, lisos, de cascas ou madeiras de árvores como kadamba Madhuka, udumbar, asvattha, palasa, arjuna, vamsa, sarja e vata, que são embrulhados em pano com ghee e inseridos. Por vezes, a aplicação de gesso de lama e ligaduras pode ser efectuada de acordo com o dosha durante um período de tempo adequado.

2. Para a pasta: - As pastas utilizadas são Manjistha e madhuka maceradas em água com satadhauta ghrita (decocção de ghee ou pancavalkala) e farinha de arroz. A farinha de arroz, o sal de saindhava e o sumo do fruto maduro de amlika, em pasta fina, reduzem o inchaço. Raízes de amrataka, amlika phala, sigru patra, raízes de punarva, vardhamana e kembuka com kanjika e leitelho, que são cozinhadas e aplicadas como cataplasma para aliviar a dor, o inchaço e a cicatrização. Deve colher-se Majistha, madhuka, Rakta candana e farinha de arroz Sali misturada com ghee lavado 100 vezes. Também a decocção de nyagrodhi gana ou pancamuladi gana em leite morno Luke deitado sobre a

lesão alivia a dor [143].

3. Para a aplicação de ligaduras: -A aplicação de ligaduras pode ser feita quando os medicamentos são espalhados na parte afetada do osso ou após a remoção das ligaduras. Consoante o tipo e o estado da zona afetada, esta é banhada com uma decocção de medicamentos nyagrodhadigana ou leite cozido com pancamula (laghu), que alivia a dor, ou cakrataila morna.

Métodos antigos para a gestão de fracturas compostas [138,117]:

Neste caso, as feridas são normalmente tratadas com pastas de plantas que contêm um agente adstringente, com bastante mel e ghee. Mais tarde, os ossos são colocados na sua posição correta, por vezes polvilhados com pós feitos de phalini, lodhra, katphala, samanga e dhataki ou dhataki e lodhra, que curam a ferida rapidamente. O pó de abha (babbula) adicionado com mel e consumido durante 3 dias ajuda a unir a fratura. Comprimidos de laksa, asthisahamkara, kakubha, asvagandha, nagabala e pura em doses adequadas curam fracturas.

É importante notar que todos os processos de doença estão relacionados com uma elevação da toxicidade (ama) no corpo. O tratamento pancha karama (que significa tratamento de 5 acções) constitui a terapia de purificação mais importante na Ayurveda, uma vez que inverte o mecanismo da doença. Com uma alimentação correta e a eliminação de bloqueios e toxinas, o corpo humano recupera a sua saúde. O tratamento é efectuado de acordo com as condições específicas do doente. Enquanto alguém com osteoporose pode gradualmente começar a fazer mudanças no seu estilo de vida, incorporando algumas das recomendações acima, um tratamento pancha karma pode complementar essas mudanças de estilo de vida e ser uma ajuda inestimável na recuperação da força, vitalidade e saúde [118].

Rádio-farmácia

Os medicamentos radiofarmacêuticos são constituídos por elementos radioactivos e farmacêuticos utilizados em medicina nuclear. A parte radioactiva é introduzida como uma etiqueta ou marcador radioativo. Trata-se de um elemento altamente instável que irradia energia à medida que se decompõe/desintegra e é convertido num estado energético diferente. A quantidade autêntica de substância radioactiva administrada na maioria dos exames imagiológicos é geralmente muito pequena. A dose de radiação ionizante recebida por um doente que efectua um exame de medicina nuclear pode ser muito baixa ou moderada; varia consoante os diferentes tipos de estudos.

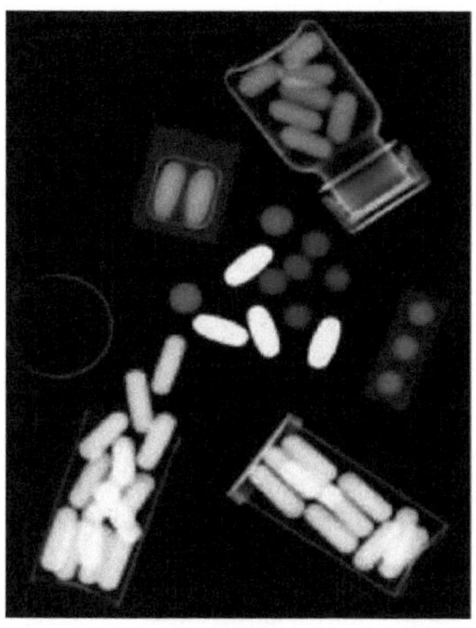

Fig. 11: Rádio-farmácia. (www.pharmaceutical-journal.com)

As partes radioactivas recentemente utilizadas são o estrôncio 89 e o fósforo 32 para a terapia da dor óssea metastática e do cancro ósseo. Também o rénio-186, o samário-153 e uma série de outros radionuclídeos que procuram o osso podem ser produzidos em reactores de investigação de fluxo médio e elevado de neutrões através da irradiação com neutrões de alvos apropriados [134,135]. [A radiação ionizante não é sentida pelo organismo, mas é determinada pela natureza e quantidade do radiofármaco introduzido no organismo, pela semi-vida do radioisótopo e pela rapidez da sua eliminação do organismo através da urina, das fezes ou da respiração. [133]Os radiofármacos utilizados como agentes terapêuticos (RPT) destinam-se a administrar doses elevadas de radiação em locais malignos específicos de órgãos ou tecidos-alvo, minimizando as doses de radiação nas células saudáveis adjacentes. A AIEA implementou um programa coordenado de investigação sobre aplicações terapêuticas de radionuclídeos em doentes com metástases malignas nos ossos.

Os últimos desenvolvimentos na produção e preparação de RPT, especificamente os que estão a ser avaliados para o alívio da dor em cancros ósseos, incluem radiações como alfa, beta e gama e também a emissão por ciclotrão de um nuclídeo radioativo específico que visa as células malignas do osso. A radiação é conseguida através da deposição de energia que é medida pela Transferência Linear de Energia (LET) que varia com a radiação alfa, beta ou gama. A radiação gama apresenta valores baixos de LET, uma vez que penetra relativamente profundamente, na ordem de vários centímetros, e não deposita muita energia ao longo do seu trajeto, pelo que não é muito utilizada [133]. Nos últimos anos, tem surgido um interesse significativo na utilização de radiofármacos para *aliviar* a doença que causa dor intensa e sofrimento a doentes que podem ser aliviados com analgésicos ou narcóticos, mas para doentes terminais, a utilização de RPT com procura de osso pode ser uma alternativa desejável aos narcóticos/analgésicos. Observa-se que determinadas doses de radiação são suficientes para aliviar a dor com supressão nominal a ligeira da medula óssea [133]. O rádio-223 demonstrou ter mais potencial para ser utilizado com quimioterapia contra osteossarcoma e metástases ósseas, porque o osteossarcoma produz osso e o rádio-223 actua como o cálcio, o que poderá tornar-se um novo meio orientado para conseguir uma redução segura e eficaz da carga tumoral, bem como facilitar uma melhor cirurgia e/ou radioterapia para tumores grandes ou metastáticos difíceis de ressecar [137]. O número máximo de estudos indica um alívio considerável da dor em 60% a 80% dos doentes durante um período de 4 a 35 semanas. O alívio completo da dor é observado em 20% dos casos [133].

Nutracêuticos

A ingestão nutricional é um fator ambiental que influencia tanto a acumulação de capital ósseo, que é totalmente alcançada no final da segunda década de vida, como a perda óssea, que ocorre durante a segunda metade da existência. Os nutrientes podem atuar diretamente, modificando o turnover ósseo, ou indiretamente, através de alterações na secreção de hormonas calciotrópicas. O estudo da associação entre a nutrição e uma expressão fenotípica óssea pode fornecer resultados inconsistentes, em parte devido à baixa precisão e reprodutibilidade dos vários instrumentos utilizados para avaliar a ingestão alimentar. A ingestão suficiente de cálcio e proteínas na dieta é necessária para a saúde óssea durante o crescimento, bem como nos idosos. Muitas frutas e legumes actuam como antioxidantes que ajudam a reduzir a inflamação causada pelos tecidos expostos e pelos radicais livres no corpo.

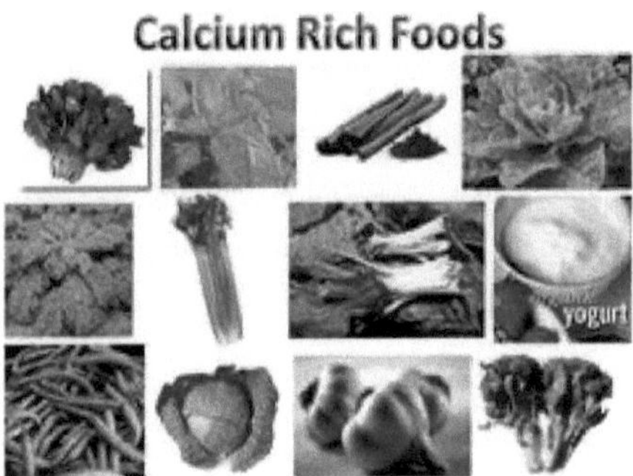

Fig. 12: Verduras e outras fontes de nutrientes. Adaptado de www.livestrong .com

O crescimento ósseo é influenciado pela ingestão alimentar, nomeadamente de cálcio e de proteínas. Um aporte dietético adequado de cálcio e proteínas é essencial para atingir o pico ideal de massa óssea durante o crescimento do esqueleto e para prevenir a perda óssea nos idosos. Os produtos lácteos são ricos em nutrientes essenciais para uma boa saúde óssea, incluindo cálcio, proteínas, vitamina D, potássio, fósforo e outros micronutrientes e macronutrientes. Os estudos que apoiam os efeitos benéficos do leite ou dos produtos lácteos na saúde óssea mostram uma associação inversa significativa entre a ingestão de alimentos lácteos e os marcadores de renovação óssea e uma associação positiva com o conteúdo mineral ósseo. Os produtos lácteos fortificados induzem alterações mais favoráveis nos índices bioquímicos do metabolismo ósseo do que a suplementação de cálcio isolada. As associações entre o consumo de produtos lácteos e o risco de fratura da anca estão menos bem estabelecidas, embora a ingestão de iogurte mostre uma tendência protetora fracamente positiva para a fratura da anca. Ao consumir 3 porções de produtos lácteos por dia, a ingestão diária recomendada de nutrientes essenciais para uma boa saúde óssea pode ser facilmente alcançada. Os produtos lácteos podem, portanto, melhorar a saúde óssea e reduzir o risco de fracturas na velhice. [144-149].

As sementes ricas em ómega 3 também podem ser obtidas a partir do óleo de peixe e ajudam numa resposta anti-inflamatória. Sementes como as de linhaça, abacate, feijão preto, amêndoas, sementes de abóbora são suplementos ricos em magnésio, zinco e cálcio. Alguns frutos como a banana, o kiwi, as laranjas, a manga, o ananás e os mirtilos, bem como os vegetais de folha ou outros vegetais, complementam a fonte de cálcio; por exemplo, brócolos, espinafres, couves, nabiças, couve chinesa, soja e produtos de soja, etc.

Especiarias como o gengibre mostraram o seu efeito nas células cancerosas dos ossos, na artrite e reduziram a possibilidade de fracturas causadas por estas doenças.

As sardinhas são uma excelente fonte de cálcio, que é mais do que uma chávena de leite. O salmão e outros tipos de peixes gordos têm vitamina D e ácidos gordos ómega 3 que reduzem a perda óssea na osteoporose.

Tratamentos e estudos de investigação recentes

A medicina moderna utiliza uma variedade de materiais e dispositivos sintéticos para tratar doenças e afecções médicas. Alguns dos materiais sintéticos são convertidos em formas de dosagem de tamanho nano, que são compatíveis com o ambiente de um processo específico de cicatrização de tecidos.

As próteses e os implantes biomédicos, como os vasos sanguíneos, as próteses da anca, os discos intervertebrais artificiais e as próteses do joelho, as peles artificiais para tratar as vítimas de queimaduras, desempenharam sem dúvida um papel importante na transformação de vidas e na melhoria da qualidade de vida.

Nalguns casos, as nanopartículas são incorporadas em andaimes para melhorar a taxa do processo de cicatrização óssea. Utiliza o princípio da nanotecnologia e da biomimética em conjunto, sob a forma de uma terapêutica de reforço. Assim, uma vasta gama de materiais sintéticos é também utilizada para avaliar, tratar, aumentar ou substituir qualquer tecido, órgão ou função do corpo.

Regeneração óssea e tratamentos ósseos orientados para a nanotecnologia:

1. Nano-medicamentos um sistema de administração de medicamentos para a cicatrização óssea

Para além dos tratamentos convencionais, a investigação tornou possível utilizar estes tratamentos de uma forma modificada para permitir uma recuperação mais rápida dos ossos fracturados. A nanotecnologia é uma dessas investigações modificadas que permite que os fármacos e as suas moléculas se dirijam ao local de forma mais eficaz. Estas moléculas estão presentes sob a forma de partículas nano-estruturadas ou de estruturas bioactivas para o sistema de administração de medicamentos. O sistema de administração de fármacos inclui principalmente nanopartículas poliméricas, partículas modificadas com polietileno glicol, micelas, lipossomas, dendrímeros ou materiais inorgânicos de dimensão nanométrica. A eficácia do sistema de administração varia de pessoa para pessoa, em função do material genético, das regiões anatómicas do corpo, da capacidade de penetração do fármaco nos tecidos, da toxicidade e dos receptores-alvo [151, 152].

A nanotecnologia também utiliza nanopartículas para fornecer ADN e ARN a locais específicos do osso para terapias genéticas. Isto também ajuda no tratamento do osteossarcoma, da osteoartrite e do cancro ósseo metastático. Isto é conseguido devido ao sistema de entrega ao alvo induzido por nanopartículas que tem propriedades como o transporte do fármaco de forma protegida, para um local específico e, uma vez entregue à célula endocitada, é observado o efeito máximo, etc. [150].

Estas nanopartículas ou nanomateriais também desencadeiam células estaminais de forma mais eficaz no tratamento de lesões ósseas, incluindo metástases ósseas de cancro. A cicatrização óssea pode ser promovida através da proliferação de osteoblastos, o que pode ser feito induzindo algumas proteínas ou genes ou ambos, o que resulta na secreção de sais de cálcio e na formação de vasos sanguíneos.

Por exemplo, a proteína morfogenética óssea (BMP-2) com lipossomas catiónicos mostrou atividade de regeneração óssea em defeitos do osso craniano em modelo de coelho. A investigação sobre os genes da BMP-2 mostrou os seus efeitos genéticos também em células cultivadas e em modelos de ratos.

Além disso, alguns estudos invitro mostraram que o gene ou o ADN do fator de crescimento endotelial vascular (VEGF) incorporado em copolímeros como o poli-lático-co-ácido glicólico (PLGA) se ligava ao núcleo para aumentar os novos vasos sanguíneos e outras propriedades vasculares [151, 153, 157-162].

Devido a estes estudos de moléculas sinalizadoras de fármacos que ajudaram na reparação e regeneração óssea sob a forma de nanopartículas, estão a ser feitas mais evoluções nas nanociências para melhorar o sistema de libertação controlada de fármacos no futuro [152].

2. Nano-medicamentos à base de metais e materiais cerâmicos:

Atualmente, a nanotecnologia utilizada no processo de cicatrização óssea inclui a investigação genómica, proteómica e o estudo colaborativo da engenharia de tecidos. Representa moléculas de tamanho nanométrico que têm uma maior relação superfície/volume em comparação com os macro-materiais, o que optimiza a interação com a área afetada. Este nível nanométrico de medicamentos, utilizando metais e não metais, proporciona uma matriz melhorada para que as células ósseas funcionem normalmente. É sempre uma melhor opção do que utilizar placas e parafusos metálicos inteiros para a fixação interna.

A biocompatibilidade destes nanomateriais foi determinada em grande medida pelas propriedades da superfície, pela higrofilicidade e pela capacidade (de aderência) das células hospedeiras (principalmente osteoblastos). Utilizando estas caraterísticas, o pó modificado de Ti, Ti6A14V e CoCrMo de tamanho nanométrico com superfície metálica semeado em osteoblastos apresentou melhores funções, como a adesão, a proliferação e a deposição de minerais contendo cálcio [152].

Para além do método acima referido, a alteração das propriedades da superfície dos metais, que pode ser efectuada através do processo de anodização, pode criar poros de dimensão nanométrica instilados em nanoestruturas, por exemplo, nanotubos de carbono (de parede simples e múltipla), também conhecidos como biossensores, que formam andaimes para o crescimento do osso. As perspectivas de formação de partículas nanométricas são mais capazes de formar tecido ósseo [154-156].

Para além destes metais, as cerâmicas nanoestruturadas demonstraram promover as funções ósseas quando comparadas com as dos macrófagos. Isto inclui

a. Óxidos metálicos, por exemplo, alumínio, zircónio e titânio.

b. Fosfatos de cálcio, por exemplo, hidroxiapatite (HA), fosfato tricálcico (TCP) e Ceravital.

c. Estes materiais têm caraterísticas semelhantes às dos metais modificados à superfície. Os estudos actuais mostraram que as cerâmicas modificadas à superfície à base de proteínas bem desenvolvidas provaram ser úteis na formação óssea em modelos animais.

3. Hidrogéis bioactivos de nanoengenharia para reparação do tecido ósseo

Embora o osso cicatrize após uma fratura, é um processo lento e também necessita de algumas condições para desenvolver mecanismos de cicatrização do osso partido. Um hidrogel à base de colagénio, biodegradável, uma vez que o tempo de degradação depende das propriedades do próprio suporte e das enzimas disponíveis no tecido ósseo; géis ou polímeros com nanossilicatos constituídos por ácido ortosilícico com minerais como o magnésio e o lítio ou nanomateriais ultrafinos que permitem uma melhor interação superficial com substâncias biológicas, sem provocar uma resposta imunológica.

Quando se adicionam nano-silicatos, estes aumentam o tamanho dos poros, a atividade da fosfatase alcalina, a formação de uma matriz mineralizada e o aumento da compacidade em relação aos hidrogéis à base de colagénio. A principal vantagem é que não há risco de infeção, uma vez que são preparados sinteticamente.

Através dos hidrogéis, as células estaminais são sinalizadas para nano-plaquetas que desencadeiam a diferenciação das células estaminais em células ósseas, por exemplo, células como os scaffolds na parte posterior deste capítulo.

Estudos in vitro revelaram que estes hidrogéis de nanocompostos são adequados para promover a osteogénese na ausência de factores de crescimento (químicos e biológicos) do tecido ósseo. No seu conjunto, os resultados provaram que as funções colectivas do nanosilicato facilitam a revitalização do osso em deformidades não unionais.

Os hidrogéis de desvantagem foram utilizados idealmente para a reparação de tecidos moles quando semeados com células, mas não possuem boas propriedades mecânicas e a sua utilização para a reparação óssea ficou assim enfraquecida.

4. Outros hidrogéis poliméricos

Têm sido efectuadas investigações para obter melhores caraterísticas mecânicas que incluem o ácido poliláctico (PLA), o ácido poliglicólico (PGA) e a combinação de ambos (PLGA), aprovados pela FDA para utilização clínica. Estes polímeros formam andaimes de nanofibras que melhoram as funções de adsorção de proteínas dos osteoblastos [152].

Os polímeros de fibras de carbono nanofásicas e o polímero cerâmico mostraram propriedades melhoradas nas funções de suporte dos osteoblastos. Os materiais mistos apresentaram uma melhor manutenção dos osteoblastos do que cada componente individual.

Entre os diferentes andaimes de nanofibras, um tipo interessante encontrado foi o dos peptídeos auto-montantes (SAP), que era uma atividade biológica muito comum, por exemplo, a agregação de proteínas que suporta a função celular de forma controlável [152]. Foram relatadas diferentes concepções, incluindo a congelação de solventes polarizados, por exemplo, soluções fisiológicas que incluem EAK16, RAD16-I (um dos importantes para inibir a desmineralização; forma um andaime em solução iónica), RAD16-II, DN1, KLN12, etc. Outras sugestões de modificação foram feitas com grupos aniónicos de cadeias laterais, SAP têm caraterísticas melhoradas para atrair cálcio e induzir a precipitação de sal [153].

Revestimento biomimético de implantes:

Os biomateriais e as técnicas de engenharia de tecidos desempenham um papel muito importante na prática biomédica. As respostas celulares dependem das propriedades topográficas das estruturas nas superfícies dos biomateriais que influenciam ou controlam as interações entre os implantes e o sistema biológico. Os implantes ortopédicos reduzem a tensão de cisalhamento indesejável nos ossos, apoiando o osso no seu processo de cicatrização. As caraterísticas mecânicas e biológicas da cicatrização óssea dependem muito umas das outras e, em última análise, conduzem à conclusão clínica final [163-165].

1. Revestimento biomolecular de superfícies: GFOGER

Verificou-se que a integração óssea melhorava com a utilização de superfícies de titânio revestidas com o péptido mimético de colagénio glicina-fenilalanina-hidroxipropileno-glicina-glutamato-arginina (GOFGER), promovendo seletivamente a ligação da integrina à alfa2beta1, que conduz à diferenciação osteoblástica. As superfícies de titânio revestidas com GOFGER agravaram a diferenciação das células ósseas, como os osteoblastos, e a deposição de minerais nas células estromais da medula óssea, o que acelerou ainda mais a função osteoblástica em comparação com o titânio não modificado. Este tratamento foi considerado uma estratégia biologicamente ativa e clinicamente relevante de revestimento de implantes que acelerou a reparação óssea [166, 167].

2. Revestimentos semelhantes ao fosfato de cálcio:

As inspecções recentes da decomposição enzimática da ureia provaram que os produtos formados são CO_2 e NH4 como meio de aumentar o pH durante a instalação biomimética de fosfato de cálcio (CaP) nas superfícies dos implantes. A fase mineral inorgânica do osso é constituída principalmente por hidroxiapetite carbonatada (HA), uma forma mineral de apatite de cálcio que ocorre naturalmente, pelo que o revestimento de próteses metálicas sem cimento no interior do osso com HA demonstrou melhorar a sua osseointegração, uma vez que a HA é quimicamente semelhante à apatite óssea humana e uma fonte de cálcio e fosfato para a interface osso-HA. Estes revestimentos demonstraram desenvolver a formação de osso novo num implante com encaixe linha a linha e também ajudam a selar ou revestir a interface a partir da qual ocorre a osteólise periprotética associada a partículas e macrófagos [168, 169].

3. Revestimentos biomoleculares:

a. Revestimento de hidrogel: -É uma das técnicas mais utilizadas para o revestimento de implantes ortopédicos. O revestimento com hidrogel envolve a incorporação dos implantes em soluções de hidrogel que contêm as biomoléculas essenciais. O implante é depois retirado e seco ao ar, de modo a facilitar a adsorção das moléculas na superfície do implante. Verificou-se que estes revestimentos são eficazes para revestir vários implantes ortopédicos com um amplo espetro de biomoléculas, incluindo factores de crescimento, vírus e péptidos [170, 171, 169].

b. Revestimentos camada a camada: -Esta técnica envolve a introdução de uma carga superficial na superfície do implante através da gravação a plasma ou da transformação com moléculas como a heparina, a fim de melhorar a adsorção de biomoléculas. Isto é feito porque a maioria das superfícies dos implantes são hidrofóbicas e/ou neutras, o que provoca uma adsorção ineficaz das biomoléculas na superfície do implante. A superfície carregada facilita a ligação eficaz aos factores de crescimento, mas a deposição de grandes quantidades de moléculas com libertação alterada é uma grande desvantagem. Para ultrapassar esta desvantagem, são melhorados os revestimentos camada a camada (LBL), que envolvem a imersão dos implantes várias vezes em soluções de polielectrólitos com cargas opostas. A eficiência da carga e os mecanismos de libertação são controlados através do encapsulamento das biomoléculas, podendo ser moduladas várias condições, como o número de camadas, a configuração química dos polielectrólitos e a concentração de biomoléculas na solução [170, 172].

4. Bisfosfonatos:

A prótese é um dispositivo destinado a substituir a parte fracturada do osso ou a apoiar o osso para que este funcione bem. Quando estes dispositivos são utilizados como implantes, os osteoblastos desenvolvidos e os osteoclastos pró-reabsortivos iniciam o seu processo de remodelação contínua do osso lesionado. O bisfosfonato altera a homeostase do osso induzindo a apoptose dos osteoclastos derivados da linhagem monócito-macrófago que normalmente degradam o osso. Verifica-se que os revestimentos de bisfosfonatos melhoram a fixação do implante e a formação óssea. Também ajudam a aumentar a quantidade confinada de osso novo na área de fixação [173,170].

5. Revestimentos de implantes para atenuar a infeção:

Uma boa ligação entre os implantes e os ossos é feita por metais porosos que, por vezes, também podem conduzir a uma infeção bacteriana. Para manter o equilíbrio entre o implante e o osso, os implantes são geralmente produzidos a partir de metal poroso, o que, por vezes, pode conduzir a infecções agudas ou crónicas do osso essencial e dos tecidos moles. Um exemplo deste tipo de complicação é a infeção associada a implantes ortopédicos (OII) relacionada com dispositivos para fixação de fracturas, substituição de articulações e cirurgia da coluna vertebral. Esta resulta frequentemente na remoção do dispositivo com a parte afetada. O seu tratamento inclui também uma terapia antibiótica prolongada. A OII necessita de cuidados de saúde significativos e, se não for prestada ao doente afetado, pode levar à doença ou à morte.

Para evitar estas infecções, são utilizados vários revestimentos que podem ser classificados como passivos ou activos, dependendo do modo de administração do agente antibacteriano.

Os revestimentos passivos dificultam a propriedade adesiva das bactérias ou podem matar as bactérias em contacto com os implantes. Não libertam os agentes antibacterianos para os tecidos circundantes.

Os revestimentos activos libertam agentes bactericidas, tais como antibióticos, anti-sépticos, iões de prata e factores de crescimento/quimiocinas/peptídeos, que são fundidos nos implantes para reduzir a infeção [170, 174, 175].

Andaimes Auxéticos

A medicina moderna utiliza uma variedade de materiais e dispositivos sintéticos para tratar condições médicas e doenças. As próteses e os implantes biomédicos desempenharam definitivamente um papel importante na transformação de vidas e na melhoria da qualidade de vida. Assim, uma vasta gama de materiais sintéticos é também utilizada para avaliar, tratar, aumentar ou substituir qualquer tecido, órgão ou função do corpo. "Biomaterial" é um termo utilizado para categorizar esses materiais e dispositivos que interagem diretamente com tecidos e órgãos humanos [194].

A regeneração do tecido ósseo utilizando estruturas de suporte está a suscitar um interesse crescente em aplicações de engenharia de tecidos. A propriedade elástica dos suportes é fundamental para regenerar os tecidos e reduzir as reacções inflamatórias. Por conseguinte, antes da implantação, devem corresponder às propriedades elásticas do tecido nativo. Uma vez que muitos tecidos são submetidos a tensões e deformações mecânicas, as propriedades mecânicas devem ser consideradas. Isto é especialmente verdadeiro para a engenharia de tecidos ortopédicos que suportam peso e o andaime tem de ser capaz de suportar as forças aplicadas tanto a ele como aos tecidos circundantes. Em algumas aplicações, na engenharia de tecidos, os andaimes com um rácio de Poisson negativo, designados por materiais auxéticos (materiais que se tornam mais espessos em termos de largura quando esticados longitudinalmente e mais finos quando comprimidos), podem ser mais adequados para emular o comportamento dos tecidos nativos e acomodar e transmitir forças para o local do tecido hospedeiro. Há muito menos hipóteses de redução das propriedades mecânicas no andaime auxético. Além disso, a rigidez do andaime é muito importante. A propriedade dos materiais auxéticos de terem rigidez sem fragilidade é importante, uma vez que o crescimento ósseo é regulado pelo ambiente mecânico.

Na engenharia de tecidos [195-196], a geração de osso e cartilagem através de técnicas de transplante autógeno de células/tecidos - combinando células progenitoras, tais como células estaminais mesenquimatosas ou células maduras (para osteogénese) com materiais biocompatíveis ou scaffolds (para osteocondução) e factores de crescimento apropriados (para osteoindução), de modo a gerar e manter novo osso [197-198], é uma das técnicas mais promissoras. Esta combinação requer culturas in vitro de células em bioreactores antes da sua implantação no suporte [199]. Após esta fase (por vezes até diretamente), o suporte é implantado in vivo para promover a regeneração dos tecidos. Em ambas as condições de aplicação do tecido ósseo, in vitro e in vivo, um suporte deve ser concebido para cumprir determinadas funções mecano-biológicas: deve apresentar uma estrutura interligada e porosa para permitir o transporte de nutrientes e resíduos metabólicos no interior do suporte [199-200]; a dimensão dos poros deve permitir o crescimento ósseo e o movimento das células [199]; e um suporte deve proporcionar uma superfície específica suficiente para a fixação, proliferação e diferenciação das células [201-202].

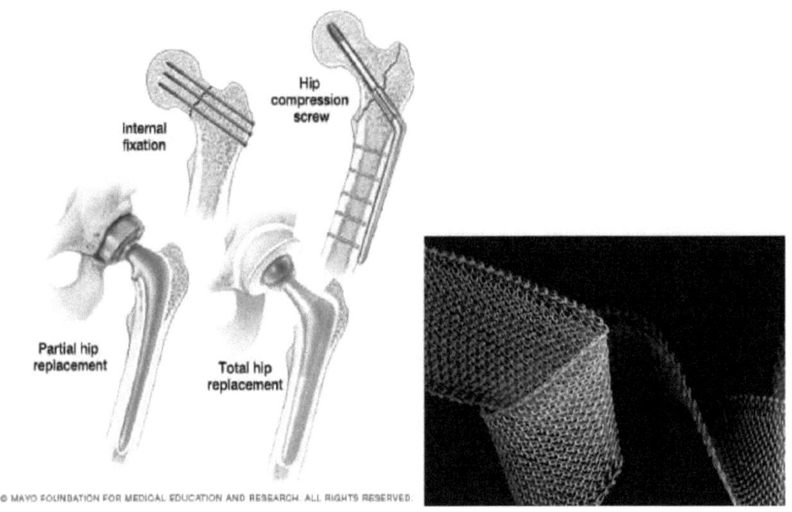

Fig 13: Andaimes Auxéticos. Adaptado de http://www.searchhomeremedy.com/effective-home-remedies- for-fractures/

O andaime é um polímero flexível com poros interligados, todos do mesmo tamanho, e inclui canais para acomodar a preferência das células cardíacas por se fundirem em cadeias longas. As propriedades do andaime dependem principalmente da natureza do biomaterial e do processo de fabrico. A natureza do biomaterial tem sido objeto de estudos aprofundados, incluindo diferentes materiais como metais, cerâmica, vidro, polímeros sintetizados quimicamente, polímeros naturais e combinações destes materiais para formar compósitos. As propriedades e os requisitos dos andaimes na engenharia do tecido ósseo foram amplamente revistos e exemplos recentes incluem aspectos de degradação [203-206], propriedades mecânicas [203, 206-210], administração de citocinas [211-219] e combinações de andaimes e células [215, 220-223]. As interações biológicas dos suportes com as células são tão importantes como as propriedades físicas do suporte. Para promover a adesão ou a diferenciação celular, os suportes foram modificados com biomoléculas específicas [224-226]. As propriedades mecânicas do suporte podem influenciar a proliferação e a diferenciação celular de forma semelhante às propriedades químicas e ao microambiente, que é um fator determinante do sucesso e é constituído pelas interações das células com outras células [227]. Além disso, as propriedades mecânicas da estrutura de suporte dependem do tecido em que é implantada. Por exemplo, um andaime polimérico rígido para um tecido duro, como o osso [228]. A conceção do andaime deve ser capaz de suportar as cargas externas, bem como ter resistência suficiente à fadiga e à fratura. A *rigidez* do suporte e a dimensão dos seus poros também são importantes, uma vez que o crescimento ósseo é regulado pelo ambiente mecânico. *A porosidade* é necessária para o crescimento do tecido ósseo in vivo, uma vez que permite a migração e a proliferação de osteoblastos e células mesenquimatosas, bem como a deposição de matriz nos espaços vazios. Os poros pequenos favorecem as condições de hipóxia e a formação osteocondral induzida antes da osteogénese, enquanto os poros grandes, que são bem vascularizados, conduzem à osteogénese direta (sem formação de cartilagem anterior) e os gradientes nos tamanhos dos poros centrados na formação de múltiplos tecidos e interfaces de tecidos são recomendados em [229]. Exemplos de materiais auxéticos incluem espumas poliméricas e metálicas [230-243], cristais líquidos [244], folhas de nanotubos de carbono "buckypaper" [245], películas de polipropileno, géis poliméricos, películas de polipropileno elastomérico semicristalino, redes cristalinas, cristais coulombianos em plasmas iónicos cristalizados, silicatos de estrutura tetraédrica, polímeros microporosos, metais cúbicos, membranas auto-evaporadoras e estruturas planas periódicas realizadas por litografia suave. Os materiais monocristalinos de ocorrência natural, como o arsénio e o cádmio, também apresentam um comportamento auxético. Alguns materiais biológicos muito importantes são também auxéticos e o primeiro material a ser considerado foi a pele. Verificou-se que vários tipos de pele possuem um coeficiente de Poisson negativo, incluindo a pele de gato, a pele da teta de vaca e a pele de salamandra. Assim, se a pele artificial tiver de ser combinada para evitar a rejeição, o coeficiente de Poisson é um fator importante a ter em conta. Um outro material auxético natural que foi estudado e que se prevê ter um coeficiente de Poisson negativo é o osso esponjoso de suporte de carga das tíbias humanas. Outro exemplo de um tecido que demonstra um coeficiente de Poisson negativo é o endotélio arterial quando sujeito a tensões de cisalhamento na parede e a uma deformação circunferencial cíclica devido ao fluxo sanguíneo pulsátil [245-261].

Os andaimes concebidos para a reparação de defeitos ósseos em locais que suportam carga têm de ser concebidos de acordo com estes requisitos mecânicos. Embora seja importante que o osso seja integrado nestes defeitos através do andaime, é da maior importância que seja construído osso de alta qualidade, que, a longo prazo, possa funcionar como o tecido normal funcionava antes da ocorrência do defeito. O objetivo da conceção de andaimes para aplicações de suporte de carga é a regeneração do osso no local do defeito que é de alta qualidade, na medida em que funciona biomecanicamente de forma adequada, e tem uma taxa de remodelação semelhante à do tecido circundante [262]. Estudos e experiências demonstraram que os materiais com um coeficiente de Poisson negativo oferecem um enorme potencial através de melhorias medidas nas propriedades mecânicas, tais como maior resiliência, resistência à indentação, resistência ao cisalhamento e tenacidade à fratura.

Estudos de investigação actuais e hipóteses

Os colostros são principalmente de origem bovina, mas também podem ser de origem humana. O bovino tem Proteína de Crescimento-Colostro (GP-C) que tem poucas propriedades de crescimento e desenvolvimento do osso. A GP-C melhora a mineralização através do aumento da osteocalcina e da densidade mineral óssea e da inibição da reabsorção óssea, apoiando a sua função na promoção do crescimento. As amostras de colostro são constituídas por gordura, proteínas, lactose, Ig, lactoferrina, vitaminas hidrossolúveis e vitaminas lipossolúveis e beta-caroteno) e minerais. Também foi relatado que os colostros bovinos aumentaram a produção de citocinas, IgF- I & II, TgF A & B, EgF, bFgF e PDgF. Com base nisto, o colostro, que é um suplemento de multinutrientes para o crescimento dos ossos, pode ser incorporado em polímeros como medicamentos à base de nano ou em implantes. Podem também ser fabricados em pó seco e ingeridos sob a forma de comprimidos ou cápsulas. No entanto, antes de utilizar o colostro obtido por nanoengenharia, devem ser tidos em consideração vários factores que podem provocar possíveis efeitos secundários. Esses factores são o efeito imunomodulador do colostro bovino nas PBMC (células mononucleares do sangue periférico) humanas do doente, a capacidade de trabalho anaeróbico lático dos atletas e, por último, mas não menos importante, o teor de lactose para os doentes com intolerância à lactose [176-185].

A Spirulina platensis, vulgarmente conhecida como algas verdes azuis, é uma espécie de bactéria Arthrospira de fácil produção e não tóxica. A Spirulina estimula a medula óssea a produzir células estaminais e macrófagos que podem realizar o processo de cicatrização óssea. É constituída por ficocianina e vitamina B12 que exercem uma ação de limpeza contra espécies reactivas de oxigénio e atividade anti-inflamatória. Quando a espirulina 500mg/kg/dia administrada em combinação com rosiglitazona via oral em ratos, inibiu a osteoporose. Um estudo em ratos em que os referidos ratos ovariectomizados (um modelo para imitar a menopausa) alimentados com Spirulina a 80mg/kg, 800mg/kg ou 4g/kg de peso corporal com 0,2% de cálcio (por peso na dieta) e comparados com uma dieta sem Spirulina observou que não existiam diferenças no peso corporal (apesar do aumento da ingestão de alimentos com Spirulina) e a Spirulina foi associada a uma diminuição da densidade mineral óssea em condições de deficiência de estrogénio [186-190].

Métodos de avaliação da atividade de cicatrização de fracturas

Existem vários métodos de avaliação dos métodos de fratura, que são os seguintes

1. Radiografia: -Método básico para avaliar a consolidação da fratura. A radiografia deve ser efectuada imediatamente após a cirurgia para examinar a localização da fratura e a quantidade de fixação. As radiografias periódicas são essenciais para monitorizar o processo. Após o sacrifício dos animais, os espécimes ósseos devem ser radiografados utilizando máquinas de raios X de alta resolução, como o Faxitron. Estas imagens podem ser utilizadas para uma variedade de medições, como a densidade ou as dimensões do osso. Para efeitos de comparação, é importante tirar radiografias antes do processo cirúrgico e incluir o membro de controlo.

2. Histologia e Histomorfometria: - Geralmente, são cortadas secções longitudinais através do calo da fratura e da área circundante e coradas com H e E ou outros corantes. Os parâmetros histológicos comuns incluem: formação de calo, união óssea, alterações da medula óssea e remodelação do córtex. Os parâmetros para a histomorfometria incluem a nova área óssea original, o tecido condral, a fibrocartilagem e o tecido vascular fibroso (medula).

3. Ensaios mecânicos: - Para avaliar as propriedades mecânicas do osso associadas à consolidação de fracturas, os ensaios de flexão e de torsão são os mais populares. O ensaio de flexão é utilizado para medir as propriedades mecânicas da tíbia do rato, do fémur do rato, da tíbia do rato, da tíbia do coelho, do rádio canino, da tíbia canina e da tíbia do carneiro. O ensaio torsinal é frequentemente utilizado para ossos tubulares maiores, como a tíbia ou o fémur de coelhos e cães. Com base nas curvas de ângulo de torção e nos achados radiográficos, as fases mecânicas da cicatrização foram classificadas como

a. Fratura através do local original da fratura (baixa rigidez).

b. Através do local original da fratura (elevada rigidez).

i. Parcialmente através do local original da fratura e parcialmente através do osso intacto (elevada rigidez).

ii. Através de osso intacto (elevada rigidez)

Estas fases estão correlacionadas com a qualidade da cicatrização da fratura e com o tempo de cicatrização. Têm sido utilizados testes de indentação para avaliar as propriedades mecânicas do calo de fratura. Ocasionalmente, têm sido utilizados ensaios de tração para testar as propriedades mecânicas do osso em função da consolidação da fratura.

4. Outros métodos de avaliação:- A autorradiografia, a densitometria roentgenográfica quantitativa (QRD), a absorciometria de fotão único (SPA), a absorciometria de raio X de dupla energia (DEXA),

a cintilografia óssea (para osteotomias/fracturas de stress), a TAC quantitativa (QCT) ou a RMN ou marcadores biológicos para a consolidação e formação óssea podem ser detectados no soro.

Modelos animais utilizados em fracturas ou osteotomias

Poucas experiências substitutas in vitro ou não-mamíferas duplicam/recapitulam de forma precisa/adequada a fisiologia completa do modelo animal para fins de investigação sobre fracturas. Muitos esforços de investigação procuram novas abordagens inovadoras para a modelação in vitro da complexidade in vivo, sem progressos claros ou maior relevância. A utilização de modelos animais para estudar a consolidação de fracturas sob vários estímulos e métodos terapêuticos aplicados é muitas vezes uma tentativa de duplicar, da forma mais expedita possível, as condições mais próximas do doente humano.

Embora a longa história de desenvolvimento e reconhecimento de modelos animais aceites para o estudo de fenómenos biológicos específicos apoie o Princípio de August Krogh, a aplicação descuidada e sem fundamento deste princípio conduz frequentemente a generalizações falaciosas:

1. A extrapolação de resultados experimentais entre espécies nem sempre é válida

2. Variações subtis na anatomia e fisiologia, marcha (perfil cinemático e cinético), nutrição (por exemplo, ruminante versus monogástrico), idade e ciclos reprodutivos entre várias espécies podem ter um grande impacto na resposta de uma espécie específica a manipulações experimentais do sistema músculo-esquelético.

Assim, o investigador é frequentemente confrontado com o dilema de saber qual o modelo animal que representa e reproduz com maior exatidão a condição humana que está a ser investigada (se existir) e em que medida os resultados obtidos a partir desses modelos podem ser correta e previsivelmente extrapolados para os seres humanos.

Foi elaborada uma lista de 10 regras de ouro e requisitos para a realização de experiências em animais no domínio da investigação músculo-esquelética, incluindo:

1. Desenhos de estudo inteligentes para obter respostas adequadas;

2. Taxas de complicações mínimas (5 a 10% no máximo);

3. Definição de objectivos finais tanto para o bem-estar como para os resultados científicos, análogos à auditoria de avaliação da qualidade (QA) dos protocolos em estudos BPL;

4. Pormenores suficientes sobre os materiais e métodos aplicados;

5. Variáveis potencialmente confundidoras (antecedentes genéticos, diferenças sazonais, hormonais, de tamanho, histológicas e biomecânicas);

6. Gestão pós-operatória com ênfase na analgesia e nos exames de acompanhamento;

7. Protocolos de estudo que satisfaçam os critérios estabelecidos para um "estudo justificado em

animais";

8. Conhecimentos cirúrgicos para efetuar intervenções nos animais;

9. Os estudos-piloto são uma parte essencial da validação do modelo e da preparação da conceção definitiva do estudo;

10. Critérios para que as agências de financiamento incluam requisitos relacionados com experiências com animais como parte dos protocolos gerais de análise de propostas científicas [191-193].

Resumo e conclusão

Este livro fornece uma visão sobre duas áreas da biomecânica óssea: fratura óssea e reparação ou cicatrização de fracturas. A adaptabilidade do osso permite uma reparação eficiente, o que ajuda a prevenir fracturas. No entanto, as fracturas continuam a ser bastante comuns quando a acumulação de danos é a um ritmo que não pode ser reparado. O processo de cicatrização ou reparação envolve a diferenciação de vários tecidos, com diferentes padrões de processos de cicatrização. De facto, nem todas as fracturas são completamente reparadas. Por vezes, ocorrem não uniões ou fracturas retardadas, dependendo de factores geométricos, mecânicos e biológicos específicos, o que justifica os diversos tipos de fixações utilizados para melhorar a estabilização das fracturas. A análise da fratura óssea ajuda a prever a falha das estruturas músculo-esqueléticas através de vários mecanismos sob diferentes condições de carga. Muitos aspectos diferentes têm de ser tidos em conta na conceção de implantes, que é uma das áreas de investigação ativa na engenharia biomédica, a fim de satisfazer os requisitos mecânicos e biológicos do osso. A nanotecnologia também tem sido utilizada recentemente e ainda estão a ser realizados muitos estudos sobre este tema. O tipo de fratura, as propriedades morfológicas e a qualidade do osso são alguns dos factores mais importantes para determinar a estratégia de tratamento da fratura. Vários tratamentos ayurvédicos, à base de plantas e outros tratamentos não invasivos foram incluídos neste manuscrito. De facto, continuará até que a capacidade de crescimento de tecidos de substituição fora do corpo através da engenharia de tecidos esteja bem estabelecida.

No futuro, a cicatrização de fracturas ósseas com estratégias que imitam a cascata normal de formação óssea a partir de substitutos ósseos, a administração controlada de factores de crescimento ósseo a partir de estruturas poliméricas, nanotecnologia, implantes biomiméticos e outros tratamentos futuros, oferecerão uma gestão bem sucedida das condições que requerem uma melhoria da restauração óssea e reduzirão a sua morbilidade e custo a longo prazo. Com a investigação constante neste domínio, espera-se que muitos processos de doença óssea possam ser tratados com sucesso com novos protocolos de regeneração óssea que abordem tanto a melhoria local como sistémica para otimizar os resultados.

Referências

1. Riggs BL, Melton LJ. The worldwide problem of osteoporosis: Insights afforded by epidemiology. Bone. 1995 Nov; 17(5 Suppl): 505S-511S.

2. Winner SJ, Morgan CA, Evans JG. Perimenopausal risk of falling and incidence of distal forearm fracture (Risco de queda na perimenopausa e incidência de fratura do antebraço distal). BMJ (clinical research ed.). 1989 Jun; 298(6686):1486- 1488.

3. Johnell O e Kanis JA. Uma estimativa da prevalência mundial e da incapacidade associada às fracturas osteoporóticas. Osteoporosis International.2006; 17(12):1726.

4. Kanis JA. Relatório Técnico da OMS, Universidade de Sheffield, Reino Unido: 66

5. Melton LJ, Crowson CS, O'Fallon WM. Fracture incidence in Olmsted County, Minnesota: comparison of urban with rural rates and changes in urban rates over time. Osteoporosis International. 1999; 9: 29.

6. Szulc P, Munoz F, Duboeuf F, et al. Bone mineral density predicts osteoporotic fractures in elderly men: the MINOS study. Osteoporosis International. 2005; 16:1184.

7. Cummings SR, Melton LJ 3rd. Epidemiologia e resultados das fracturas osteoporóticas. Lancet. 2002 May; 359(9319):1761-1767.

8. Davis JW, Nevitt MC, Wasnich RD, Ross PD. A cross-cultural comparison of neuromuscular performance, functional status, and falls between Japanese and white women. The Journal of Gerontology. Série A, Ciências Biológicas Ciências Médicas. 1999 Jun; 54(6): M288-M292.

9. Tiegs RD, Lohse CM, Wollan PC, Melton LJ 3rd. Long-term trends in the incidence of Paget's disease of bone (Tendências a longo prazo na incidência da doença de Paget do osso). Bone. 2000 Sep; 27(3):423-427.

10. Wynne AG, van Heerden J, Carney JA, Fitzpatrick LA. Parathyroid carcinoma: Clinical and pathological features in 43 patients. Medicine.1992 Jul; 71(4):197-205.

11. Damayanti Datta. Os indianos são demasiado propensos a fracturas. Uma nova investigação revela os riscos de fracturas ósseas que se escondem na vida quotidiana. Crise óssea na Índia 2010 Oct.

12. Gerard J. Tortora, Bryan Derrickson. Princípios de Anatomia e Fisiologia, 2.ª edição:187-190

13. Melinda Ratini, DO, MS. Entendendo as fraturas ósseas - o básico; WebMD Medical; 16 de março de 2015.

14. Golob AL, Laya MB. Osteoporose: rastreio, prevenção e gestão.TheMedical Clinics of North

America. 2015;99(3): 587-606

15. Henry J. Mankin. Artigo de Revisão Raquitismo, Osteomalácia e Osteodistrofia Renal; Journal of Bone and Joint Surgery Am, 1974; 56(2): 352-386.

16. Ann M. Lynch, Kaelen C. Dunican, Sheila M. Seed. Osteoarthritis: A review of treatment options; Formulary journal. 2009.

17. Cindy W. Christian, Robert Block. Traumatismo craniano abusivo em bebés e crianças. Pediatrics. 2009 May; 123(5):1409-1411.

18. Lutsky KF, Tejwani NC. Orthopaedic manifestations of Gaucher disease; Bulletin of NYU Hospital of Joints Diseases. 2007; 65(1):37-42.

19. Alexander G. Hadjipavlou, Ioannis N. Gaitanis, George M. Kontakis. A doença de Paget do osso e a sua gestão. Journal of bone and joint surgery (Br). 2002; 84B: 160-169.

20. S. Bhatnagar, H. Murata, A. Abudu, R. Grimer, S. Carter. Tratamento da fratura patológica no sarcoma de Ewing localizado. Journal of bone and joint (Br). 2009; 91: 136

21. Luetke Anja, Meyers Paul A, Lewis Ian, Juergens Heribert. Tratamento do osteossarcoma - em que ponto estamos? Uma revisão do estado da arte; Cancer Treatment Review.2014; 40(4):523-532.

22. Kyle RA, Rajkumar SV. Multiple myeloma. New England Journal of Medicine. 2004; 351(18):1860-1873.

23. James William, Berger Timothy, Elston Dirk. Andrews' Diseases of the Skin: Clinical Dermatology.Saunders. 10ª ed. 2005; 517.

24. Rauch F, Glorieux FH. Osteogénese imperfeita. Lancet2004; 363(9418): 13771385.

25. Alder CP .Langenbecks Archiv fur Chirurgie. Suppl II VerhDtschGesChir. Fratura óssea patológica: definição e classificação. 1989; 479-486.

26. Jason Porr, CalinLucaciu e Sarah Birkett. Fracturas por avulsão da pélvis - uma revisão sistemática qualitativa da literatura; J Can Chiropr Assoc. 2011; 55(4): 247-255.

27. Weber, Kristy. Ronda 2: Tratamento da doença óssea metastática; Escola de Medicina da Universidade Johns Hopkins; 2006.

28. Gaham David I, Gennarelli, Thomas A. Pathology of brain damage after head injury. Head InjuryMcGraw-Hill,2000; 133-154.

29. Banks P, Brown A; Brown, Andrew E. Fractures of the facial skeleton (Fracturas do esqueleto facial). Oxford: Wright. 2000; 1-4, 10-14, 17-20, 42-47, 68, 81-119.

30. Bremke M, Gedeon H, Windfuhr JP, Werner JA, Sesterhenn AM. Fratura do osso nasal: etiologia, diagnóstico, tratamento e complicações. Laryngo-rhino-otologie. 2009Nov; 88 (11): 711-716.

31. Allsop D, Kennett K. Traumatismo do crânio e do osso facial. In Nahum AM, Melvin J. Accidental injury Biomechanics and prevention. Berlim Spriger, 2008; 254-258.

32. Frank Holdsworth, do Centro de Lesões da Coluna Vertebral, Sheffield, The Journal of bone and joint surgery. 1997; 1534-1551.

33. Fratura de Essex Lopresti; Wheeless' Textbook of Orthopaedics; 16 de maio de 2014; online

34. Solomon et al. Apley's system of orthopaedics and fractures, 9ª ed., 772

35. Stead, LG; Stead, SM; Kaufman, MS. First Aid: Emergency Medicine (2ª ed.). McGraw-Hill. 2006.

36. Bennett EH. Fracturas dos ossos do metacarpo. Jornal de Ciências Médicas de Dublin. 1882; 73: 72-75.

37. HUME AC. Luxação anterior da cabeça do rádio associada a fratura não deslocada do olécrano em crianças. The journal of bone and joint surgery Br. 1957Aug; 39-B(3): 508-512.

38. Edmunds, JO. Deslocações traumáticas e instabilidade da articulação trapeziometacarpiana do polegar. Hand clinics. 2006Aug; 22(3): 365-392.

39. Jr, Theodore Dimon. O corpo em movimento: sua evolução e design. Berkeley, Califórnia: North Atlantic Books.2010; 49-56.

40. Segond P. Recherches cliniques etexpérimentales sur les épanchements sanguins du genou par entorse. Progres Med 1879; 7: 297-299, 319-321, 340-341

41. Tim B. Hunter, Leonard F. Peltier, Pamela J. Lund. Epónimos musculoesqueléticos: Quem são esses gajos? Exposição de História da Rádio. Recuperado em 2009-2011-2013; 20: 829.

42. Mellick LB, Milker L, Egsieker E. Fracturas acidentais da tíbia em espiral na infância (CAST). Pediatr Emerg Care. 1999Out;15 (5): 307-309

43. Wilson, F. C. Fracturas do tornozelo: patogénese e tratamento. J South Orthop Assoc. verão.2000; 9(2): 105-115

44. CR Perry, S Rice, A Rao, R Burdge. Fratura posterior - luxação da parte distal do perónio. Mecanismo e estadiamento da lesão. O Jornal de Ossos e Cirurgia Articular Am. 1983; 65 (8); 1149-1157.

45. Tejwani, Nirmal et al. Are Outcomes of Bimalleolar Fractures Poorer Than Those of Lateral

Malleolar Fractures with Medial Ligamentous Injury? TheJournal of Bone and Joint Surgery. 2007 Jul; 89: 1438-1441.

46. Smith BR, Begeman PC, Leland R, Meehan R, Levine RS, Yang KH, King AI. A Mechanism of Injury to the Forefoot in Car Crashes (Um mecanismo de lesão do antepé em acidentes de viação). Traffic Injury Prevention.2005 Jun; 6(2): 156-169.

47. Joel A. DeLisa; Bruce M. Gans; Nicholas E. Walsh. Medicina Física e Reabilitação: Principles and Practice. Lippincott Williams & Wilkins.2005; 881

48. Collier, Judith et al. Oxford Handbook of Clinical Specialities. Oxford, Reino Unido: Oxford University Press.2009; 694.

49. Stoller D. W, Tirman P. F. J, Bredella M. Tornozelo e pé, fracturas ósseas, fracturas do calcâneo. Diagnóstico por imagem: ortopedia. Salt Lake City: Amirsys. 2004; 70-74.

50. Ian H. Kalfas, M.D., F.A.C.S. Principles of bone healing, NeuroSurgery Focus, 2001;10(4): 7-10.

51. B. McKibbin. The Biology of facture Healing in long bones, The Journal of bone and joint surgery, 1978; 60-B(2): 150-162.

52. M. Doblaré et al, J.M. Garacia, M.J. Gomez.Modeling bone fracture and healing: a review; Engineering fracture Mechanics 71. 2004; 1809-1840.

53. Alexandria, Virgínia. Os editores da Time-Life Books. The Medical Advisor: The Complete Guide to Alternative and Conventional Treatments (O Guia Completo de Tratamentos Alternativos e Convencionais); 1996;

54. Dra. Susan E. Brown. Como acelerar a cura de fracturas; melhores ossos: A forma como a natureza pretende; 1-11.

55. Alexandra Montagu, Archie Speirs, James Baldock, James Corbett e Margot Gosney; Uma revisão da vertebroplastia para fracturas de compressão vertebral osteoporóticas e malignas. 2015; 450-455.

56. H.J Cloft e M.E. Jensen. Kyphoplasty: Uma avaliação de uma nova tecnologia. 2007, 200-203.

57. Martin-Lopez JE, Pavon-Gomez MJ, Romero-Tabares A, Molina-Lopez T. Eficácia e segurança da stentoplastia no tratamento da fratura vertebral osteoporótica: uma revisão sistemática. 2015; 101(5): 627-632.

58. Sheweita, SA e Khoshhal, KI. Metabolismo do cálcio e stress oxidativo nas fracturas ósseas: Papel dos antioxidantes. Current Drug Metabolism. 2007; 8: 519-525.

59. Igarashi A e Yamaguchi M. Grande aumento na proteína kDa e osteocalcina em fases posteriores com fracturas de ratos em cicatrização: efeito do tratamento com zinco. Int J Mol Med.2003 Feb;11(2): 223-228

60. Simşek, A, Senkoylü, A, Cila, E, Ugurlu, M, Bayar, A, Oztürk, AM, Işikli, S, Muşdal, Y, e Yetkin, H. Existe uma correlação entre a gravidade do trauma e os níveis séricos de oligoelementos? Ata Orthop Traumatol Turc, 2006; 40(2):140-143.

61. Kakar, S e Einhorn, TA. Importance of nutrition in fracture healing, In Nutrition and Bone Health, ed. Holick, MF and Dawson-Hughes, B, Totowa, NJ:Human Press, Inc.2004

62. Key JA, Odell RT Failure of excess minerals in diet to accelerate the healing of experimental fractures (Falha do excesso de minerais na dieta para acelerar a cura de fracturas experimentais). J Bone Joint Surg 1955; 37A:37; e Singh LM, Della Rosa RJ, Dumphy JE. Mobilização de cálcio em ossos fracturados em ratos. Surg Gynecol Obstet 1963; 126(2):243-248.

63. Doetsch, A et al. The effect of calcium and vitamin D3 supplementation on the healing of the proximal humerus fractures: Um estudo aleatório controlado por placebo, Calcified Tissue Internal. 2004; 75(3):183-188.

64. Heaney, RP e Nordin, BEC. Efeitos do cálcio na absorção de fósforo: Implicações para a prevenção e a co-terapia da osteoporose. J Am Coll Nutr. 2002; 21(3): 239-244.

65. Spector, TD, et al. Effect on bone turnover and BMD in low dose oral silicon as an adjunct to calcium/vitamin D3 in a randomized placebo-controlled trial. Resumo da 27ª Reunião Anual da ASBMR, Nashville. TN. 2005

66. Yilmaz, C, Erdemli, E, Selek, H, Kinik, H, Arikan, M, e Erdemli, B. The contribution of vitamin C to healing of experimental fractures, Archives of Orthopaedic and Trauma Surgery. 2001; 121(7):426-428.

67. Alcantara-Martos, T, Delgado-Martinez, D, Vega, MV, Carrascal, MT, e Munuera-Martinez, L. Effect of vitamin C on fracture healing in elderly Osteogenic Disorder Shionogi rats, J Bone Joint Surg Br.2007; 89-B(3):402-407.

68. Copp, DH e Greenberg, DM. Studies on bone fracture healing. I. Efeito das vitaminas A e D. Jr. de Nutr. 1945; 29(4): 261-267

69. Gigante A, Torcianti M, Boldrini E, Manzotti S, Falcone G, Greco F, Mattioli- Belmonte M. A associação de vitamina K e D estimula a diferenciação de osteoblastos in vitro de células estaminais mesenquimais humanas derivadas de locais de fratura. J Biol Regul Homeost Agents. 2008; 22(1): 35-44.

70. Di Monaco, M Vallerò F, Di Monaco R, Mautino F, e Cavanna, A. Serum levels of 25-hydroxy vitamin D and functional recovery after hip fracture. Arch Phys Med Rehabil. 2005; 86(1): 64-68.

71. Knapen, MHJ, Hamulyàk, K, e Vermeer, C. The effect of vitamin K supplementation on circulating osteocalcin (bone Gla protein) and urinary calcium excretion, Ann Inter Med. 1989; 111: 1001-1005.

72. Bouckaert, JH e Said, AH. Cura de fracturas pela vitamina K. Nature.1960; 185: 849.

73. Bitensky, L, Hart, JP, Catterall, A, Hodges, SJ, Pilkington, MJ, e Chayen, J. Circulating vitamin K levels in patients with fractures. J Bone Joint Surg Br. 1988; 70(4): 663-664.

74. Reynolds, TM. A deficiência de vitamina B6 também pode ser importante. Clin Chem.1998; 44: 2555-2556.

75. Tipos de medicamentos para a osteoporose Fundação Nacional de Osteoporose (NOF)nof.org/articles/22

76. Matthew T. Drake, Bart L. Clarke e Sundeep Khosla. Bisphosphonates: Mechanism of Action and Role in Clinical Practice (Mecanismo de ação e papel na prática clínica). Mayo Clin Proc. 2008; 83(9): 1032-1045.

77. Shonda A Foster, Nianwen Shi, Suellen Curkendall, John Stock, Bong-Chul Chu, Russel Burge, David R Diakun e John H Krege. Fratura em mulheres tratadas com raloxifeno ou alendronato: uma análise retrospetiva da base de dados. 2013; 13:15 1-10.

78. Alendronato, Fosamax, Binosto OmudhomeOgbru, (Farmacêutico), Jay W. Marks, (Médico)

79. Miller PD, Brown JP, Siris ES et al. A randomized, double-blind comparison of risedronate and etidronate in the treatment of Paget's disease of bone. Am J Med. 1999; 106: 513-520

80. Harris ST, Watts NB, Genant HK et al. Effects of risedronate treatment on vertebral and nonvertebral fractures in women with postmenopausal osteoporosis: a randomized controlled trial. JAMA. 1999; 282: 1344-1352.

81. Ibandronato, Boniva: OmudhomeOgbru, (Farmacêutico), Jay W. Marks, (Médico)

82. Rosen LS, Gordon D, Kaminski M et al. Zoledronic acid versus pamidronate in the treatment of skeletal metastases in patients with breast cancer or osteolytic lesions of multiple myeloma: a phase III, double-blind, comparative trial. Cancer J. 2001; 7: 377-387.

83. Grossman JM, Gordon R, Ranganath VK et al. Recomendações do Colégio Americano de Reumatologia para a prevenção e tratamento da osteoporose induzida por glucocorticóides. Arthritis Care Res (Hoboken). 2010; 62: 1515-1526.

84. Brown DL, Robbins R. Developments in the therapeutic applications of bisphosphonates (Desenvolvimentos nas aplicações terapêuticas dos bisfosfonatos). J Clin Pharmacol. 1999; 39: 651-660.

85. Anónimo. Zoledronato (Zometa). Med Lett Drugs Ther. 2001; 43:110-111.

86. Eli Lilly e Companhia. Evista (cloridrato de raloxifeno) comprimidos informações de prescrição. Indianápolis, IN; 2007 Sep.

87. Delmas PD, Bjarnason NH, Mitlak BH et al. Effects of raloxifene on bone mineral density, serum cholesterol concentrations, and uterine endometrium in postmenopausal women. N Engl J Med. 1997; 337: 1641-1647.

88. Amgen. Prolia (denosumab) injeção para uso subcutâneo informações de prescrição. Thousand Oaks, CA. 2013 Jul.

89. Cummings SR, San Martin J, McClung MR et al. Denosumab for prevention of fractures in postmenopausal women with osteoporosis. N Engl J Med. 2009; 361: 756765.

90. Reeve J. Hormona paratiroideia humana recombinante: a osteoporose está a revelar-se passível de tratamento. BMJ. 2002; 324: 435-436.

91. Neer RM, Arnaud CD, Zanchetta JR et al. Effect of parathyroid hormone (1-34) on fractures and bone mineral density in postmenopausal women with osteoporosis. N Engl J Med. 2001; 344: 1434-1441.

92. Eli Lilly and Company. Forteo (teriparatida de origem ADN recombinante) injeção. Indianápolis, IN; 2002 Nov.

93. Teriparatida (Forteo™): OmudhomeOgbru, (Farmacêutico), Jay W. Marks, (Médico)

94. Felicia Cosman, Robert Lindsay, Meryl S. LeBoff, Suzanne Jan de Beur, Bobo Tanner. Guia do médico para a prevenção e tratamento da osteoporose; Fundação Nacional de Osteoporose. 2014; 33-39

95. Cauley JA, Norton L, Lippman ME, et al. Redução contínua do risco de cancro da mama em mulheres pós-menopáusicas tratadas com raloxifeno: 4-year results from the MORE trial. Multiple outcomes of raloxifene evaluation (Resultados múltiplos da avaliação do raloxifeno). Breast Cancer Res Treat. 200; 165(2): 125-134.

96. Wilson e Gisvold. Textbook of organic Medicinal and Pharmaceutical chemistry; edição 12th . 833-834.

97. Gennari. L, Merlotti. D, Valleggi F, et al. Moduladores selectivos dos receptores de estrogénio

para a osteoporose pós-menopáusica: estado atual do desenvolvimentoDrugs Aging. 2007; 24: 361-379.

98. Peter R Ebeling. Novos medicamentos para a osteoporose. Australian Prescriber. 2011; 34: 176-181

99. Evange Romas. Corticsteroid-Induced osteoporosis and fractures; Australian Prescriber, 2008; 31: 45-49.

100. Rossi S, editor. Australian Medicines Handbook 2006. Adelaide: Australian Medicines Handbook; 2006.

101. Huckins D, Felson D. T, Holick M. Treatment of psoriatic arthritis with oral 1,25-dihydroxyvitamin D3: Um estudo piloto. Arthritis& Rheumatism. 1990; 33(11): 1723.

102. Komm B. S, Lyttle C. R. Desenvolvimento de um SERM: critérios de seleção pré-clínicos rigorosos que conduzem a um candidato aceitável (WAY-140424) para avaliação clínica. Anais da Academia de Ciências de Nova Iorque. 2001; 949: 317-326.

103. Pauline M. Camacho, Daniel J. Toft. Terapia de substituição de estrogénio para osteoporose: benefícios e riscos do tratamento com estrogénio, 2015; 1-2.

104. Overman RA, Borse M, Gourlay ML. Salmon Calcitonin Use and Associated Cancer Risk (Utilização de calcitonina de salmão e risco de cancro associado). Ann Pharmacother. 2013; 47(12): 1675-1684.

105. Administração de Alimentos e Medicamentos. Perguntas e respostas: Alterações à população indicada para Miacalcin (calcitonina-salmão). 11 de março de 2013.

106. Christoph A Meir. Role of novel antiresorptive agents for prevention and treatment of osteoporosis (Papel dos novos agentes anti-reabsortivos na prevenção e tratamento da osteoporose). Jornal Europeu de Endocrinologia. 1998; 139: 18-19.

107. Gennari L, Merlotti D, De Paola V, Martini G, Nuti R. Bazedoxifene for the prevention of postmenopausal osteoporosis. Ther Clin Risk Manag. 2008; 4(6):1229- 1242.

108. Lindsay R, Gallagher JC, Kagan R, Pickar JH, Constantine G. Efficacy of tissue-selective estrogen complex of bazedoxifene/conjugated estrogens for osteoporosis prevention in at-risk postmenopausal women. Fertil Steril. 2009; 92(3):1045-1052.

109. Mirkin S, Komm BS, Pan K, Chines, AA. Effects of bazedoxifene/conjugated estrogens on endometrial safety and bone in postmenopausal women. Climacteric. 2013; 16(3):338-346.

110. Pinkerton JV, Pickar JH, Racketa J, Mirkin S. Bazedoxifene/estrogénios conjugados para o

tratamento dos sintomas da menopausa e prevenção da osteoporose. Climacteric. 2012; 15(5):411-418.

111. Antonio Cilotti e Alberto Falchetti. Male osteoporosis and androgenic therapy: from testosterone to SARMs; Clin cases Miner Bone Metab. 2009; 6(3):229- 233.

112. John P. Bilezikian, Lawrence G. Raisz, Gideon A. Rodan. Pharmacological Mechanism of Therapeutics part III; Principles of bone biology (2nd edition). 1:1306.

113. Kristina Akesson. Novas abordagens ao tratamento farmacológico da osteoporose. Bulletein da Organização Mundial de Saúde. 2003; 81(9): 660.

114. Beardsworth SA, Kearney CE, Purdie DW. Prevenção da perda óssea pós-menopausa na coluna lombar e na parte superior do fémur com tibolona: um ensaio controlado aleatório de dois anos. British Journal of Obstetrics and Gynecology. 1999; 106:678-683.

115. Berning B, Kuijk CV, Kuiper JW, Bennink HJ, Kicovic PM, Fauser BC. Effects of two doses of tibolone on trabecular and cortical bone loss in early postmenopausal women: a two-year randomized, placebo-controlled study. Bone 1996; 19:395-399.

116. Luz Gomez-Córdova, Ayurveda approach to osteoporosis,12

117. Bali Yogitha, John Ebnezar. Fratura: Perspectivas Ayurvédicas e Modernas. Revista Internacional de Investigação em Ayurveda e Farmácia. 2012; 3(2):141-149.

118. C.K. Kokate, A.P. Purohit, S.B. Gokhale. Farmacognosia, oitava edição; 10.410.10, 11.35-11.36, 14.121-14.124

119. Akarapon Sakhakorn. Tratamento de lesões desportivas: Fisioterapia eficaz em casa. Alívio da dor causada por entorse do tornozelo também em care24.co.in/physiotherapist.

120. Editores da Cruz Vermelha Americana. First Aid and Safety. St. Louis: Mosby, 1993.

121. Os editores da Time-Life Books. O Conselheiro Médico: The Complete Guide to Alternative and Conventional Treatments [O Guia Completo de Tratamentos Alternativos e Convencionais]. Alexandria, VA: Time-Life, Inc., 1996.

122. Romm, Aviva Jill. Natural Healing for Babies and Children [Cura Natural para Bebés e Crianças]. Freedom, CA: The Crossing Press, 1996.

123. MohdAzriAbdJalil, Ahmad Nazrun Shuid e Norliza Muhammad. Role of Medicinal Plants and Natural Products on Osteoporotic fracture Healing; Evidencebased complementary and alternative medicine; 1-7.

124. Singh RP, Chidambara Murthy KN, Jayaprakasha GK. Estudos sobre a atividade antioxidante

dos extractos de casca e de sementes de romã (Punicagranatum) utilizando modelos in vitro. J Agric Food Chem. 2002 Jan; 50(1):81-86.

125. Rasheed Z, Akhtar N, Haqqi TM. O extrato de romã inibe a ativação induzida pela interleucina-1β de MKK-3, p38α-MAPK e o fator de transcrição RUNX-2 em condrócitos de osteoartrite humana Arthritis Res Ther. 2010; 12(5):R195.

126. Cabrera C, Artacho R, Giménez R J Am CollNutr. Efeitos benéficos do chá verde - uma revisão. Complementary and Alternative Therapies for Rheumatoid Arthritis (Terapias Complementares e Alternativas para a Artrite Reumatoide). Revista Internacional de Avanços em Reumatologia. 2006 Apr; 25(2):79-99.

127. Haqqi TM, Anthony DD, Gupta S, Ahmad N, Lee MS, Kumar GK, Mukhtar H, ProcNatlAcadSci U S A. Prevention of collagen-induced arthritis in mice by a polyphenolic fraction from green tea. 1999 Apr; 96(8):4524-4529.

128. Sandoval-Chacón M, Thompson JH, Zhang XJ, Liu X, Mannick EE, Sadowska-Krowicka H, Charbonnet RM, Clark DA, Miller MJ. Antiinflammatory actions of cat's claw: the role of NF-kappaB. Alimentary Pharmacology & Therapeutics. 1998 Dec; 12(12):1279-1289

129. Bhattacharya A., Bhattacharya S. "Garra do Diabo". MedlinePlus, Biblioteca Nacional de Medicina dos EUA, Instituto Nacional de Medicina; Atividade antioxidante de Harpagophytumprocumbens. Br J Phytother. 1998; 5:68

130. Gengibre: uma revisão etno-médica, química e farmacológica. Afzal M, Al-Hadidi D, Menon M, Pesek J, Dhami MS Drug Metabol Drug Interact. 2001; 18(3- 4):159-190.

131. Eva Norlyk Smith, Anita Boser. Yoga, fracturas vertebrais e osteoporose: investigação e recomendações. International Journal of yoga therapy. no.23,2013; (1):13-23

132. Cosimo Roberto Russo. Os efeitos do exercício no osso. Conceitos básicos e implicações na prevenção de fraturas; casos clínicos em metabolismo mineral e ósseo. 2009 Sep; 6(3):22-228.

133. Radiopharmaceuticals as therapeutic agents in medical care and treatment por Hernan Vera-Ruiz pg 24-27.

134. Medicina Nuclear pelo Dr. Timothy Cain.

135. Nuclear Medicine Bone Scan (Exame ósseo de medicina nuclear) por Mrs Lynne Bowlen e Dr Timothy Cain.

136. Avaliação do 90Y-EDTMP com e sem adição de transportador como radiofármaco terapêutico para o osso. Khalid M[1] , Bokhari TH[2] , Ahmad M[1] , Bhatti HN[3] , Iqbal M[3] , Ghaffar A[2] , Qadir MI .[4]

137. Radiofármacos que procuram o osso como agentes direcionados para o osteossarcoma: samário-153-EDTMP e rádio-223. Anderson Pm[1] , Subbiah V, Rohren E.

138. Murthy KRS. Astanga Samgraha de Vagbhatta. Academia Krishnadas de Varanasi. 2006; 255-264.

139. Grundnes, O, Reikerâs, O. Efeitos mecânicos da função na cicatrização óssea. Não suporte de peso e exercício em ratos osteotomizados, Ata Orthop Scand. 1991; 62(2):163-165

140. Buckwalter, JA, Grodzinsky, AJ. Loading of healing bone, fibrous tissue, and muscle: Implications for orthopaedic practice, J Am Acad Orthop Surg. 1999; 7(5):291-299.

141. Hardy, MA. Principles of metacarpal and phalangeal fracture management: Uma revisão dos conceitos de reabilitação, J Orthop Sports Phys Ther. 2004; 34(12):781-799.

142. Zhang, P, Malacinski, GM, e Yokota, H. Joint loading modality: A sua aplicação à formação óssea e à consolidação de fracturas, Br J Sports Med. 2008; 42(7):556- 560.

143. Mthy KS. Bhavaakhasha de Bhavamishra. Academia Krishnadas de Varanasi. 2002; 568-575.

144. Nutrição: o seu papel na saúde óssea. Rizzoli R1.

145. Produtos lácteos, iogurtes e saúde óssea. Rizzoli R .[1]

146. Nutrição em cálcio e vitamina D e doenças ósseas dos idosos. Gennari C .[1]

147. Tratamento não farmacológico da osteoporose: um consenso do Belgian Bone Club J.-J. Body[1] , P. Bergmann[2] , S. Boonen[3] , Y. Boutsen[4] , O. Bruyere[5] , J.-P. Devogelaer[4] , S. Goemaere[6] , N. Hollevoet[7] , J.-M. Kaufman[8] , K. Milisen[9] , S. Rozenberg[10] e J.-Y. Reginster[11]

148. A prescrição de suplementos de cálcio e vitamina D após a fratura, isoladamente ou, no caso das mulheres, com medicamentos anti-osteoporóticos concomitantes, está associada a uma menor mortalidade em doentes idosos com fratura da anca: uma análise prospetiva. Nurmi-Luthje I[1] , Luthje P, Kaukonen JP, Katja M, Kuurne S, Naboulsi H, Karjalainen K.

149. Osteoporose: novas esperanças para o futuro. Masi L[1] , Bilezikian JP.

150. Wenyi Gu, Chengtie Wu, Jiezhong Chen e Yin Xiao. Nanotecnologia na administração de medicamentos direcionados para doenças ósseas e regeneração óssea. International Journal Nanomedicine. 2013; 8:2305-2317.

151. Janet R. Xavier, Teena Thakur†, Prachi Desai, Manish K. Jaiswal, Nick Sears, Elizabeth Cosgriff-Hernandez, Roland Kaunas e Akhilesh K. Gaharwar. Bioactive Nanoengineered Hydrogels for Bone Tissue Engineering: A Growth-Fator- Free Approach. 2015; 9(3):3109-3118.

152. Zhao-Gui Zhanq, Zhi-Honq Li, Xin-Zhan Mao e Wan-Chun Wang. Advances in bone repair

with nanobiomaterials: mini-review, Cytotechnology. 2011; 63(5):437-443.

153. Macarena Peran, Maria Angel Garcia, Elena Lopez-Ruiz, Gema Jimenez e Juan Antnio Marchal. Como é que a nanotecnologia pode ajudar a reparar o corpo? Advancs in cardiac, skin, bone, cartilage and nerve tissue regeneration. Materials Journal. 2013; 6:1333-1359.

154. Felice, P.; Pistilli, R.; Piattelli, M.; Soardi, E.; Corvino, V.; Esposito, M. Maxilares atróficos posteriores reabilitados com próteses suportadas por implantes de 5 × 5 mm com uma nova superfície nanoestruturada de titânio incorporado com cálcio ou por implantes mais longos em osso aumentado. Resultados preliminares de um ensaio aleatório controlado. Eur. J. Oral Implantol. 2012; 5:149-161.

155. Sahithi K, Swetha M, Ramasamy K, Srinivasan N, Selvamurugan N. Compósitos poliméricos contendo nanotubos de carbono para engenharia de tecidos ósseos. Int. J. Biol. Macromol. 2010; 46, 281-283.

156. Li X, Liu H, Niu X, Yu B, Fan Y, Feng Q, Cui F.Z, Watari F. A utilização de nanotubos de carbono para induzir a diferenciação osteogénica de MSCs derivadas de tecido adiposo humano in vitro e a formação de osso ectópico in vivo. Biomaterials. 2012; 33, 4818-4827.

157. Lipton A. New therapeutic agents for the treatment of bone diseases (Novos agentes terapêuticos para o tratamento de doenças ósseas). Expert Opin Biol Ther. 2005; 5(6):817-832.

158. Santini D, Vincenzi B, Hannon RA, et al. Changes in bone resorption and vascular endothelial growth fator after a single zoledronic acid infusion in cancer patients with bone metastases from solid tumours. Oncol Rep. 2006; 15(5):1351-1357.

159. Zhao X, Xu X, Guo L, et al. Biomarker alterations with metronomic use of low-dose zoledronic acid for breast cancer patients with bone metastases and potential clinical significance. Breast Cancer Res Treat. 2010; 124(3):733-743.

160. Danhier F, Ansorena E, Silva JM, Coco R, Le Breton A, Préat V. Nanopartículas à base de PLGA: uma visão geral das aplicações biomédicas. J Control Release. 2012; 161(2):505-522.

161. Elazar V, Adwan H, Bauerle T, Rohekar K, Golomb G, Berger MR. Entrega sustentada e eficácia de nanopartículas poliméricas contendo osteopontina e anti-sentido de sialoproteína óssea em ratos com metástases ósseas de cancro da mama. International Journal of Cancer. 2010 Apr; 126(7):1749-1760.

162. Daubiné F, Cortial D, Ladam G, et al. Nanostructured polyelectrolyte multilayer drug delivery systems for bone metastasis prevention. Biomaterials. 2009; 30(31):6367-6373.

163. Stuart B. Goodman, Zhenyu Yao, Michael Keeney, Fan Yang. The Future of Biologic Coatings for Orthopaedic Implants (O Futuro dos Revestimentos Biológicos para Implantes Ortopédicos).

Biomaterials. 2013 Apr; 34(13):3174- 3183.

164. Sumrita Bhat e Ashok Kumar. Biomateriais e bioengenharia nos cuidados de saúde do futuro. Biomatter. 2013; 3(3):e247717.

165. Eisenbarth E1, Velten D, Breme J. Revestimentos de implantes biomiméticos. Biomolecular Engineering. 24(1):27-32.

166. Zhang WM1, Kapyla J, Puranen JS, Knight CG, Tiger CF, Pentikainen OT, Johnson MS, Farndale RW, Heino J, Gullberg D. A integrina alfa11beta1 reconhece a sequência GFOGER nos colagénios intersticiais. Journal of biological chemistry 2003; 278(9):7270-7277.

167. Wojtowicz AM, Shekaran A, Oest ME, Dupont KM, Templeman KL, Hutmacher DW, et al. Revestimento de estruturas de biomateriais com o péptido mimético de colagénio GFOGER para reparação de defeitos ósseos. Biomaterials. 2010; 31(9):2574.

168. Betty León, John A Jansen. Livro Thin Calcium Phosphate Coatings for Medical Implants (Revestimentos finos de fosfato de cálcio para implantes médicos).

169. Geesink RG, de Groot K, Klein CP. Fixação química de implantes utilizando revestimentos de hidroxilapatite. O desenvolvimento de uma prótese total da anca humana para fixação química ao osso utilizando revestimentos de hidroxilapatite em substratos de titânio. Ortopedia clínica e investigação relacionada. 1987; (225):147-170.

170. Reyes CD1, Petrie TA, Burns KL, Schwartz Z, Garcia AJ. Revestimento de superfície biomolecular para melhorar a cicatrização e a integração de tecidos ortopédicos. Biomaterials. 2007; 28(21):3228-3235.

171. de Groot K, Geesink R, Klein CP, Serekian P. Plasma sprayed coatings of hydroxylapatite. J Biomed Mater. J Biomed Mater Res. 1987; 21(12):1375-1381.

172. Shah NJ, Hong J, Hyder MN, Hammond PT. Revestimentos osteofílicos multicamadas para crescimento acelerado de tecido ósseo. Materiais avançados. 2012; 24(11):1445-1450.

173. Auernheimer J, Zukowski D, Dahmen C, Kantlehner M, Enderle A, Goodman SL, et al. Materiais de implante de titânio com biocompatibilidade melhorada através do revestimento com péptidos RGD cíclicos ancorados em fosfonato. ChembiochemJ Funct Biomater. 2014; 5(3):135-157.

174. Darouiche RO. Tratamento de infecções associadas a implantes cirúrgicos. N Engl J Med. 2004; 350:1422-1429.

175. Zhao L, Chu PK, Zhang Y, Wu Z. Revestimentos antibacterianos em implantes de titânio. J Biomed Mater Res B Appl Biomater. J Biomed Mater Res B Appl Biomater. 2009; 91(1):470-480.

176. Peter Burckhardt, Robert Proulx Heaney, Bess Dawson-Hughes. Aspectos nutricionais da osteoporose: actas do 6th Simpósio Internacional sobre Aspectos Nutricionais da Osteoporose, 2006. Livro

177. Barbara L. Minton. New Studies Continue to Reveal the Health Benefits of Colostrum, 2008; relatórios de bioquímica de 2002.

178. C M Shing, D G Jenkins, L Stevenson e J S Coombes. The influence of bovine colostrum supplementation on exercise performance in highly trained cyclist (A influência da suplementação com colostro bovino no desempenho do exercício em ciclistas altamente treinados). Br J Sports Med. 2006; 40(9):797-801.

179. Seyedin, Thompson, Sentz, et. al. Reported Cartilage Inducing Fator-A in colostrum and its apparent affinity to Transforming Growth Fator B (in human and bovine colostrum), and its relationship to cartilage repair. Journal of Biological Chemistry. 1986; 261:5693-5695

180. Bricker, BS, Daniel S. The American Chiropractor, Nov. 1991. COLOSTRUM: Implicações para a recuperação acelerada de músculos e cartilagens danificados, prevenção de algumas doenças patogénicas. O colostro bovino contém caraterísticas de reparação insuperáveis para o músculo e a cartilagem.

181. Drs. Seyedin, Thompson, Bentz, et. Al. O Fator-A de Indução da Cartilagem, presente no colostro, estimula a reparação da cartilagem. Jornal de Química Biológica.

182. Goldberg A. Effects of growth factors on articular cartilage (Efeitos dos factores de crescimento na cartilagem articular). The Royal National Orthopaedic Hospital, Stanmore, Middlesex, Reino Unido. Ortop Traumatol Rehabil. 2001 Apr; 3(2):209-212.

183. Tollefsen, Lajara, McCusker, Clemmons. Insulin-Like Growth Factors (IgF) in muscle Development (Factores de crescimento semelhantes à insulina (IgF) no desenvolvimento muscular): O papel da IgF na diferenciação, reparação, síntese e a sua interação com outros factores de crescimento necessários. IgF-I é o único fator que pode estimular o crescimento e a reparação muscular por si só. Elimina o catabolismo e estimula o anabolismo a nível celular. Journal of Biological Chemistry. 1989 Ago; 264.

184. Tollefsen, Sherida E, et al. Insulin-like Growth Factors (IGF) in Muscle Development (Factores de crescimento semelhantes à insulina (IGF) no desenvolvimento muscular). Estudos demonstram que vários componentes críticos para a ação do IGF são produzidos numa linha celular de músculo esquelético em fusão de uma forma dependente da diferenciação e sugerem que tanto o IGF-1 como o IGF-2 podem ser factores autócrinos para o músculo. The Journal of Biological Chemistry, 1989Aug; 264.

185. Bricker, BS, Daniel S. The American Chiropractor, Nov. 1991. COLOSTRUM: Implicações para a recuperação acelerada de músculos e cartilagens danificados, prevenção de algumas doenças patogénicas. O colostro bovino contém caraterísticas de reparação insuperáveis para o músculo e a cartilagem.

186. Hsiao G, Chou PH, Shen MY, Chou DS, Lin CH, Sheu JR. C-ficocianina, um novo e muito potente inibidor da agregação plaquetária da Spirulina platensis. J Agric Food Chem. 2005; 53(20):7734-7740.

187. Remirez D , Gonzâlez R , Merino N , Rodriguez S , Ancheta O . Efeitos inibitórios da Spirulina na artrite induzida por zymosan em ratinhos . Mediators Inflamm . 2002; 11(2):75-79.

188. Rasool M, Sabina EP, Lavanya B. Efeito anti-inflamatório da Spirulina fusiformis na artrite induzida por adjuvante em ratos. Biol Pharm Bull. 2006; 29(12):2483- 2487.

189. Kumar N, Singh S, Patro N, Patro I. Avaliação da eficácia protetora da Spirulina platensis contra a artrite induzida por colagénio em ratos. Inflammopharmacology . 2009; 17(3):181-190.

190. Gupta S, Hrishikeshvan HJ, Sehajpal PK. A espirulina protege contra a osteoporose induzida pela rosiglitazona em ratos com resistência à insulina. Diabetes Res Clin Pract . 2010; 87(1):38-43.

191. Xinqian Chen, Joan E. Bechtold, Dean T. Tsukayama, Andrew H. Schmidt, David W. Polly, Jr., Robert S. Gilley, Richard F. Kyle, William D. Lew. Animal Modeling of Interventions to Promote Fracture Healing in the Face of Adverse Comorbidities, Trabalho realizado na Midwest Orthopaedic Research Foundation, Minneapolis, MN.

192. Skott M, Andreassen TT, Ulrich-Vinther M, Chen X, Keyler DE, LeSage MG, Pentel PR, Bechtold JE, Soballe K. Tobacco extract but not nicotine impairs the mechanical strength of fracture healing in rats. Journal of Orthopaedic Research. 2006; 24:1472-1479.

193. Friess D, Chen, X, Bourgeault C, Kyle R, Keyler D, Pentel P, LeSage M, S0balle K, Bechtold JE A nicotina não inibe a reparação de fracturas em ratos. Transactions Orthopaedic Research Society, Vol.32, p. 223, San Diego, CA, 2007.

194. Williams D.F. The Williams Dictionary of Biomaterials (Dicionário Williams de Biomateriais). Liverpool, University Press. Liverpool. 1999.

195. Venkat K. Vendra , Lin Wu , e Sitaraman Krishnan. Polymer Thin Films for Biomedical Applications (Filmes finos de polímeros para aplicações biomédicas). Nanomaterials for the Life Sciences Nanostructured Thin Films and Surfaces. 2010; 5:

196. Patrick CW Jr, Mikos AG, Mclntire. Prospeto da engenharia de tecidos. In: PatrickCWJr, MikosAG, Mclntire LV (eds). Frontiers in tissue engineering (Fronteiras da engenharia de tecidos).

Elsevier, Nova Iorque. 1998; 3-14.

197. Rose FR, Oreffo RO. Bone tissue engineering: hope vs hype. Biochem Biophys Res Commun. 2002; 292(1): 1-7.

198. Vaccaro AR. O papel do andaime osteoindutor no enxerto ósseo sintético. Orthopedics. 2002; 25(5 Suppl): s571-578.

199. Hutmacher DW. Scaffolds in tissue engineering bone and cartilage. Biomaterials. 2000; 21: 2529-2543.

200. Karageorgiou V, Kaplan D. Porosidade dos suportes de biomateriais 3D e osteogénese. Biomaterials. 2005; 26: 5474-5491.

201. Hu Y, Winn SR, Krajbich I, Hollinger JO. Os suportes de polímeros porosos modificados à superfície com ácido arginina-glicina-aspártico melhoram a fixação e a diferenciação das células ósseas in vitro. J Biomed Mater Res A. 2003; 64: 583-590.

202. Jerome R, Maquet V. Design of macroporous biodegradable polymer scaffolds for cell transplantation. Mat Sci Forum. 1997; 250: 15-42.

203. Gogolewski S. Bioresorbable polymers in trauma and bone surgery. Injury. 2000 Dec; (Suppl. 4): 28-32.

204. Roy TD, Simon JL, Ricci JL, Rekow ED, Thompson VP, Parsons JR. Performance of degradable composite bone repair products made via threedimensional fabrication techniques. J Biomed Mater Res A. 2003; 66(2): 283-291.

205. Rokkanen PU, Bostman O, Vainionpaa S, Makela EA, Hirvensalo E, Partio EK, et al. Dispositivos absorvíveis na fixação de fracturas. J Trauma 1996; 40(Suppl. 3): S123-S127.

206. Coombes AG, Meikle MC. Resorbable synthetic polymers as replacements for bone graft (Polímeros sintéticos reabsorvíveis como substitutos de enxertos ósseos). Clin Mater. 1994; 17(1): 35-67.

207. Disegi JA, Eschbach L. Aço inoxidável na cirurgia óssea. Injury. 2000 Dec; (Suppl. 4): 2-6.

208. Meaney DF. Mechanical properties of implantable biomaterials (Propriedades mecânicas dos biomateriais implantáveis). Clin Podiatr Med Surg. 1995; 12: 363-384.

209. Park HK, Dujovny M, Agner C, Diaz FG. Propriedades biomecânicas da prótese de calvária. Neurol Res. 2001; 23(2-3): 267-276.

210. Pohler OE. Titânio não ligado para implantes em cirurgia óssea. Injury. 2000 Dec; (Suppl. 4): 7-13.

211. Rah DK. Arte da substituição de defeitos ósseos craniofaciais. Yonsei Med J. 2000; 41(6): 756-765.

212. Berven S, Tay BK, Kleinstueck FS, Bradford DS. Aplicações clínicas de substitutos de enxertos ósseos em cirurgia da coluna: consideração de preparações mineralizadas e desmineralizadas e suplementação de factores de crescimento. Eur Spine J. 2001; (Suppl. 2): S169- S177.

213. Dard M, Sewing A, Meyer J, Verrier S, Roessler S, Scharnweber D. Ferramentas para a engenharia de tecidos de estruturas orais mineralizadas. Clin Oral Investig. 2000; 4(2): 126129.

214. Hollinger JO, Seyfer AE. Bioactive factors and biosynthetic materials in bone grafting. ClinPlastSurg. 1994; 21(3): 415-418.

215. Kirker-HeadCA. Recombinant bone morphogenetic proteins: novel substances for enhancing bone healing. Vet Surg. 1995; 24(5): 408-419.

216. Lee SJ. Entrega de citocinas e engenharia de tecidos. Yonsei Med. J 2000; 41(6): 704-719.

217. Orban JM, Marra KG, Hollinger JO. Composition options for tissue- engineered bone. Tissue Eng. 2002; 8(4): 529-539.

218. Tabata Y. Regeneração de tecidos com base na libertação de factores de crescimento. Tissue Eng. 2003; 9(Suppl. 1): S5-S15.

219. Zellin G, Hedner E, Linde A. Regeneração óssea através de uma combinação de membranas osteopromotoras com diferentes preparações de BMP: uma revisão. Connect Tissue Res. 1996; 35(1-4): 279-284.

220. Cancedda R, Mastrogiacomo M, Bianchi G, Derubeis A, Muraglia A, Quarto R. Bone marrow stromal cells andtheir use in regenerating bone. Novartis Found Symp. 2003; 249: 133-143.

221. Warren SM, Nacamuli RK, Song HM, Longaker MT. Tissue engineered bone using mesenchymal stem cells and a biodegradable scaffold. J Cranio fac Surg. 2004; 15(1): 34-37.

222. Ohgushi H, Miyake J, Tateishi T. Mesenchymal stem cells and bioceramics: strategies to regenerate the skeleton. Novartis Found Symp. 2003; 249: 118-127.

223. Ringe J, Kaps C, Burmester GR, Sittinger M. Stem cells for regenerative medicine: advances in the engineering of tissues and organs. Naturwissenschaften. 2002; 89(8): 338-351.

224. Noel D, Djouad F, Jorgense C. Regenerative medicine through mesenchymal stem cells for bone and cartilage repair (Medicina regenerativa através de células estaminais mesenquimais para reparação de ossos e cartilagens). Curr Opin Investig Drugs. 2002; 3(7): 10001004.

225. Ruoslahti E, Pierschbacher M. D. New Perspectives in Cell- Adhesion - RGD And Integrins.

Science. 1987 Oct; 238(4826): 491-497.

226. Chung I-M, Enemchukwu NO, Khaja SD, Murthy N, Mantalaris A, Garcia A. J. Bioadhesive hydrogel microenvironments to modulate epithelial morphogenesis. Biomaterials. 2008; 29(17): 2637-2645.

227. Gauthier O, Bouler JM, Aguado E, Pilet P, Daculsi G. Cerâmica de fosfato de cálcio bifásica macroporosa: influência do diâmetro dos macroporos e da percentagem de macroporosidade no crescimento ósseo. Biomaterials 1998; 19(1-3): 133-139.

228. E.A. Friis, R.S. Lakes, J.B. Park. Journal of Material Sciences. 1988; 23(12): 4406-4414.

229. E. H. Love, A Treatise on the Mathematical Theory of Elasticity, Dover, Nova Iorque, NY, EUA, 4ª edição, 1926.

230. J. B. Choi e R.S. Lakes. Revista internacional de ciências dos materiais. 1995; 37: 51-59.

231. D. J. Gunton e G. A. Saunders. Limites de estabilidade no rácio de Poisson. Journal of Materials Science. 1972; 7: 1061-1068.

232. Y. Li. O comportamento anisotrópico do coeficiente de Poisson, módulo de Young e módulo de cisalhamento em materiais hexagonais. Physica Status Solidi A. 1976; 38: 171-175.

233. F. Scarpa, J. A. Giacomin, A. Bezazi, e W. A. Bullough. Dynamic behavior and damping capacity of auxetic foam pads in Smart Structures and Materials, Proceedings of SPIE, San Diego, Califórnia, EUA, fevereiro de 2006; 6169.

234. B. Brandel e R. S. Lakes. Espumas de polietileno com rácio de Poisson negativo. Journal of Material Sciences. 2001; 36(24): 5885-5893.

235. N. Chan e K. E. Evans. Métodos de fabrico de espumas auxéticas. Journal of Materials Science. 1997; 32(22): 5945-5953.

236. B. D. Caddock e K. E. Evans. Materiais microporosos com rácios de Poisson negativos. I. Microestrutura e propriedades mecânicas. Journal of Physics and Applied Physics. 1989; 22(12):1877.

237. K. L. Alderson, A. Fitzgerald e K. E. Evans. The strain dependent indentation resilience of auxetic microporous polyethelene. Journal of Material Sciences. 2000; 35(16): 4039-4047.

238. A. P. Pickles, K. L. Alderson e K. E. Evans. Effects of powder morphology on the processing of auxetic polypropylene (PP of negative Poisson's ratio). Polymers Engineering Sciences. 1996; 36: 643-650.

239. N. Sherbourne e M. D. Pandey. Conferência de Especialidade de Mecânica de Engenharia.

ASCE. 1991; 841.

240. R. G. Zhang, H. L. Yeh e H. Y. Yeh. A preliminary study of negative Poisson's ratio of laminated fiber reinforced composites. Journal of Reinforced Plastics and Composites (Jornal de Plásticos Reforçados e Compósitos). 1998; 17: 1651-1664.

241. K.E. Evans. Auxetic polymers, a new range of materials (Polímeros auxiliares, uma nova gama de materiais). Endeavour. 1991; 15 (4): 170-174.

242. V. R. Coluci, L. J. Hall, M. E. Kozlov, M. Zhang, S. O. Dantas, D. S. Galvão, R. H. Baughman. Modelagem da transição auxética para folhas de nanotubos de carbono. Boletim de Revisão de Física. 2008; 78: 115408.

243. N. Ravirala, A. Alderson, K. Alderson, P. Davies. Filmes de polipropileno auxiliar. Polymers Engineering Sciences. 2005; 45: 517-528.

244. R. Baughman, D. Galvão. Redes cristalinas com propriedades mecânicas e térmicas previstas incomuns. Nature. 1993; 365: 735-737.

245. R. Baughman, S. Dantas, S. Stafstrom, A. Zakhidov, T. Mitchell, D. Dubin. Rácios de Poisson negativos para estados extremos da matéria. Science. 2000; 288: 2018-2022.

246. A Alderson, K. E. Evans. Origem molecular do comportamento auxético em silicatos de estrutura tetraédrica. Phys. Rev. Lett. 2002; 89: 225503.

247. K. E. Evans, M. A. Nkansah, I. J. Hutchinson, S. C. Rogers. Molecular network design. Nature 1991; 353: 124.

248. A Yeganeh-Haeri, D. Weidner, J. Parise. Elasticity of alpha-cristobalite: a silicon dioxide with a negative Poisson's ratio. Science. 1992; 257: 650-652.

249. F. Milstein, K. Huang. Existência de uma razão de Poission negativa em cristais fcc. Phys. Rev. B 1979; 19: 2027-2030.

250. R. Baughman, J. Shacklette, A. Zakhidov, S. Stafstrom. Rácios de Poisson negativos como uma caraterística comum dos metais cúbicos. Nature. 1998; 392 (6674): 362365.

251. M. Bowick, A. Cacciuto, G. Thorleifsson, A. Travesset. Controlo do Spin em Pontos Quânticos com Correlações Não-Fermi-Líquido. Phys. Rev. Lett. 2001; 87 (14): 148103.

252. Z. Zhang, H. T. Davis, D. M. Kroll. Simulações de dinâmica molecular de membranas amarradas com condições de fronteira periódicas. Phys. Rev. E 53, 1996: 1422.

253. L. Rothenburg, A. AI. Berlin, R. J. Bathurst. Microestrutura de materiais isotrópicos com coeficiente de Poisson negativo. Nature. 1991; 354: 470-472.

254. H. Boal, U. Seifert, J. C. Shillcock. Rácio de Poisson negativo em redes bidimensionais sob tensão. Phys. Rev. E. 1993; 48: 4274-4283.

255. M. Rechtsman, F. Stillinger, S. Torquato. Materiais com coeficiente de Poisson negativo através de interações isotrópicas. Phys. Rev. Lett. 2008; 101: 085501.

256. Alderson, J. Rasburn, S. Ameer-Beg, P. Mullarkey, W. Perrie, K. Evans. Um filtro auxético: Um filtro sintonizável que apresenta maior seletividade de tamanho ou propriedades de desincrustação. Ind. Eng. Chem. Res. 2000; 39: 654-655.

257. L. Rothenburg, A. AI. Berlin, R. J. Bathurst. Microestrutura de materiais isotrópicos com coeficiente de Poisson negativo. Nature. 1991; 354: 470-472.

258. Friis, R.S. Lakes, J.B. Park, J Mater. Sd, Polyhedron cell structure and method of making same, Int. Patent Publ. No. 1987b, WO88/00523. 1988; 23: 4406.

259. R. Baughman. Materiais auxiliares: Evitando o encolhimento. Nature. 2003; 425 (6959), 667.

260. Lin Liulan, Hu Qingxi, Huang Xianxu, XuGaochun. Conceção e fabrico de andaimes de engenharia de tecidos ósseos através de prototipagem rápida e CAD, Journal of Rare Earths. 2007; 25(Suppl 2): 379-383.

261. Yong Pan, Shiwu Dong, Yong Hao, Tongwei Chu, Changqing Li, Zhengfeng Zhang e Yue Zhou. Gelatina de matriz óssea desmineralizada como suporte para a engenharia de tecidos. Jornal Africano de Investigação em Microbiologia. 2010; 4(9): 865-870.

262. Marc-Olivier Montjovent, Silke Mark, Laurence Mathieu, Corinne Scaletta, Arnaud Scherberich, Claire Delabarde, Pierre-Yves Zambelli, Pierre-Etienne Bourban, Lee Ann Applegate, Dominique P. Pioletti. Células ósseas fetais para engenharia de tecidos. Bone. 2004; 35: 1323- 1333.

263. Marc-Olivier Montjovent , Silke Mark, Laurence Mathieu, Corinne Scaletta, Arnaud Scherberich, Claire Delabarde, Pierre-Yves Zambelli, Pierre-Etienne Bourban, Lee Ann Applegate, Dominique P. Pioletti. Human fetal bone cells associated with ceramic reinforced PLA scaffolds for tissue engineering (Células ósseas fetais humanas associadas a suportes de PLA reforçados com cerâmica para engenharia de tecidos). Bone. 2008; 42: 554564.

264. R. H. Baughman, S. Stafstram, C. Cui, S. O. Dantas. Materiais com compressibilidades negativas em uma ou mais dimensões Science. 1998; 279 (5356): 15221544

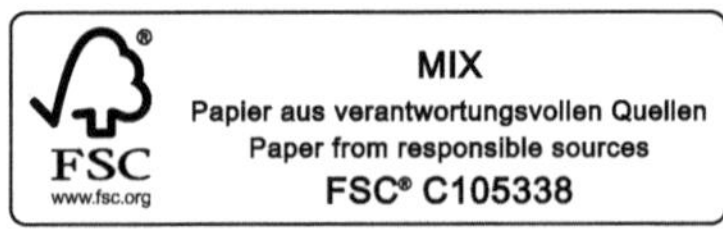

Printed by Books on Demand GmbH, Norderstedt / Germany